STOP!

停止讓自己

衰老的壞習慣

滿尾 正
滿尾診所院長、醫學博士

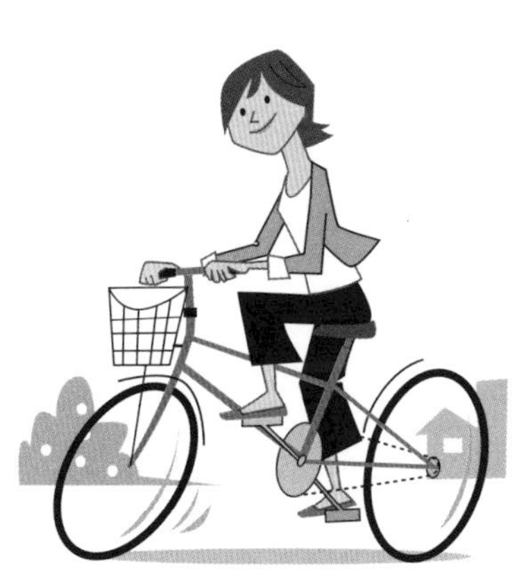

三悅文化

序言

首先，要感謝讀者們選購本書。

在此想問問各位一個問題。

對你而言，「年輕」代表著什麼？

許多讀者應該會直接想到「外表看起來的年輕」。

沒有皺紋的臉龐、緊繃無下垂的臉部線條、身體曲線，以及上提的翹臀。

或許有讀者會認為是「靈光的大腦」？

你是否對於最近越來越常忘東忘西、A記成B，甚至在工作或閱讀時，沒有辦法像以前一樣集中精神，以及情緒起伏變大等種種改變感到困惑不已？

部分讀者的回答更可能是「**能夠立刻回到健康狀態的恢復能力**」。

的確，一旦年過40後，將可能實際遇到感冒一直好不了、傷口老是無法癒合、腸胃狀況不甚理想、怎樣都無法消除疲勞，種種過去未曾出現過的身體不適。

不過，請各位放心。

本書中所提到「16個讓你凍齡的習慣」，就是特別想介紹給當照鏡子時，或是在日常生活中，驚覺青春開始逐漸消逝的你。

我在美國學習了最先進的抗老化醫學後，2002年於日本開設了首間「抗老化專門診所」。

早在20多年前，美國便積極投入抗老化醫學研究，目前更發展成醫療的範疇之一。在抗老化醫學中，除了持續研究老化、疾病的形成機制，以及如何預防上述情況發生的營養攝取法與運動方法外，最近更著手了解如何培養自我意識觀念，從各個層面廣泛深入地探究抗老化醫學。

這也使得抗老化醫學被稱為**「為你打造10年後的健康醫學」**。

今天吃進肚子的食物，將影響10年後的你。

現在的生活習慣，也將影響10年後的你。

在這樣的思維下，重新審視自我後，當你決定好如何度過今後的每一天時，便會造就出10年後的你。

請各位聯想翱翔於空中的飛機。

即便航程中會出現亂流，或是必須迴避障礙物，使得飛行途中難免顛簸，但只要是「正確路線」，那麼飛機最終還是能夠順利飛抵目的地。

與上述道理相同，在繁忙的日常生活中，即便有時會運動不足，或是三餐無法正常飲食，但只要熟記能讓身體處於正向狀態的「正確習慣」，那麼就可自我回歸，藉由不斷地修正身心，讓自己迎接充滿年輕活力的未來10年。

然而，何謂「正確習慣」？

現今社會充斥著多到數不清的事物及資訊，每個禮拜都有充滿話題性的健康法問世，讓許多讀者對於「究竟該選擇哪些項目」，感到疑惑且混亂不已。

因此本書化繁為簡，精選出16個希望讀者務必養成的習慣。

我更相信，在抗老化之路上，只要讀者們切記

「飲食」

「運動」

「睡眠」

「思維」

四大主軸，那麼隨著年齡的增長，反而能讓身體更為健壯。針對這四大主軸，接下來要提到的16個習慣便網羅了所有需充分熟記的內容。

各位並不需要強迫自己養成這些習慣，當實際執行後，反而會發現，許多習慣會讓你懷疑「真的就這麼簡單？」，甚至感覺「心情變好了」。會有這樣的改變，是因為即便年紀相同，但看起來就是比較年輕的人都能自然而然地持續維持這些習慣。

讀者們不用特別覺得年紀變大是件可怕的事。

人們在隨著歲數增長的同時，也能散發出與年齡相仿的獨特魅力。

刻劃在每張不同笑臉上的皺紋可謂充滿美感。若因為一根白髮就感到驚恐不已，那麼表情也會變得憂鬱。即便體型稍顯圓潤，但只要全身散發充滿元氣的能量，就能受到周遭喜愛。

話雖如此，**但還是有避免出現過度老化的方法**。在此，我將從最新抗老化醫學的觀點出發，向各位傳授最有效的招數，期待讀者們能聰明學習，為自己的美麗加分。

各位將書中介紹的飲食法、運動及生活習慣付諸執行後，甚至能夠預防今後可能罹患的各種疾病。

首先，請各位讀者快速瀏覽，從書中找出「感覺蠻有趣的」、「我應該能夠執行」的項目來嘗試看看。

很不可思議的，若是符合自身體質的項目，可是能讓讀者們「持之以恆」。

目次

序言 —— 2

CHAPTER 1
藉由每天的「選項」營造「年輕活力」

讓現代人老化的五大原因 —— 16
老化原因1 荷爾蒙的分泌變化 17
老化原因2 化學物質 18
老化原因3 現代型營養失調症 18
老化原因4 糖分攝取過量 20
老化原因5 細胞氧化 21
我們真正需要的，是對「習慣」取捨 —— 22
知道自己所選為何 —— 24
拉長人生的巔峰 —— 26
馬虎心態也能持之以恆的抗老化生活 —— 28

千萬別勉強。找出能持之以恆的方法 30
Column 這竟然也能知道？全球最新的檢驗技術 32

CHAPTER 2
凍齡飲食

習慣1 由「肚子」，而非「腦袋」決定是否進食 34
「空腹」可以啟動回春的開關 36
體型過瘦讓日本女性更顯老態 38
不用非得「照三餐吃」 40
偶爾透過「溫和斷食法」重置身體 42
習慣2 避免烹調溫度過高的料理 44
「金黃色」及「帶焦」是最可怕的促進老化物質 46
「烤焦物質」將可能引起癌症及失智症 48
習慣3 告別「白色主食」 50
限制糖分比限制卡路里更有效 52
白米及糙米，哪個有助凍齡？ 54
只吃白色主食會造成維生素不足。腳氣病其實是文明病？ 56

減少主食份量的同時，增加蛋白質攝取量 58
「甜食」vs「鹹食」，風險一樣高？ 60

習慣4
每天攝取「鐵質、維生素D、維生素B群」這三個能讓你找回年輕的營養素 62
「鐵質」是細胞能量的關鍵 64
與荷爾蒙等同重要的「維生素D」 66
能量代謝所需的「維生素B群」 68

習慣5
每天一定要吃一次魚 70
魚油對腦部相當有幫助 72
哪些魚的魚油較多？ 74
魚油能減少過敏。讓胰島素發揮功效，形成不易胖體質。 76

習慣6
每天攝取發酵食物。隨時備有納豆、味噌及漬物 78
味噌、納豆有益腦部 80
喜悅情緒及行動力皆來自腸道 82
便祕會加速老化 84

習慣7
只攝取好油 86
從今天起向壞油說不 88
留意潛藏於加工食品的「植物性油脂」 90

椰子油是腦細胞的救星！ 92

習慣8 別讓壞東西進入體內 94

重金屬會一點一滴囤積於體內 96

你我都必須知道，不可吃下肚的東西 98

Column 以「毛髮分析」掌握有害金屬的累積狀況 100

CHAPTER 3

凍齡運動

習慣9 邊聊天、邊悠閒地跑步 102

讓腦細胞增加、脂肪燃燒的腳踏慢運動&超慢跑運動 104

習慣10 輕鬆練肌肉 106

透過練肌肉形成讓人回春的荷爾蒙 108

不用上健身房，就能擁有回春&燃燒脂肪效果？ 110

習慣11 養成每天做伸展操 112

每天進行自我伸展操。每月尋求一次專業指導 114

每天多次腳趾伸展 116

Column 常動的人較容易維持健康。利用做家事來練肌肉吧！ 118

CHAPTER 4
凍齡睡眠

習慣12 與就寢時間相比，起床時間更重要 120

讓《好眠荷爾蒙》的分泌出現高峰 122 深度睡眠能清除腦中的老廢物質 124

有助深度睡眠的「甘胺酸」 126

睡眠不足會提高肥胖、罹患生活習慣病風險 128

習慣13 睡前2小時向食物及藍光說再見 130

藍光會降低睡眠品質 132

消夜食物轉換為脂肪的份量可是白天的20倍 134

Column 光線能為身體營造「起床」、「睡覺」的節律 136

CHAPTER 5
凍齡思維

習慣14
別對人際關係太認真 138
不妨切斷沒有意義的人際關係 140
解決被SNS綁架的「數位排毒」 142
別將「鬱悶」及「牢騷」累積在心中，要不時將這些負面情緒釋放 144

習慣15
偶爾偷懶一下 146
辦公室的閒聊可不是一點用處也沒有 148
每天放空10分鐘 150

習慣16
透過言語及意念淨化心靈 152
愉快意念能改變大腦 154
「討厭的傢伙」、「不愉快的事」都是錯覺？ 156

Column
洗澡是最好的排毒法 158

CHAPTER 6

讓人回春的保健食品
光靠飲食不易攝取到完整的營養素 160

如何選擇可靠的保健食品 162
首先，試著服用同一保健食品2週 164
基本攝取項目為綜合維生素&礦物質 166
有皺紋、斑點、提不起勁等問題者，要確認「鐵」的攝取量是否充足 168
常感冒時，記得補充「鋅」 170
藉由「硒」的排毒及抗氧化力量預防老化 172
凌晨時若會腳抽筋，建議補充「鎂」 174
工作越勞累者，越容易消耗的「維生素C」 176
能夠預防過敏或病毒感染的「維生素D」 178
改善腸道環境的「益生菌」 180
想要有精神，以及有運動習慣者會需要抗氧化的保健食品 182
常動腦者要補充維生素B群 184
滿尾正的保健食品清單 186
引用文獻 189
結尾 190

CHAPTER

1

藉由每天的「選項」營造「年輕活力」

讓現代人老化的五大原因

在開始說明「16個讓你凍齡的習慣」之前，想先跟讀者們聊聊潛藏在你我身旁，**現代人才有的老化原因**。

造成老化的原因共有五項。

任一項都是維持年輕元氣的身體時，不可或缺的重要元素。

第一項，**荷爾蒙的分泌變化**不僅與身體不適相關，更深受心理層面的影響。第二項的**化學物質**則是當我們重新認識如何「選擇」食物有多重要的同時，必須掌握的知識。第三至第五項的**現代型營養失調症**、**糖分攝取過量及細胞氧化**更與外觀的老化、糖尿病及癌症等疾病有著直接相關。因此，只要擁有正確知識、養成良好習慣，便能夠從內而外地大幅改變體質。

老化原因 1

荷爾蒙的分泌變化

當進入35歲後，荷爾蒙的分泌就會出現變化，成為提早老化的主要原因。女性更會開始出現進入更年期的症狀。這時，**過去讓肌膚水嫩、維持體態、血管通順的女性荷爾蒙（雌性激素）會開始減少分泌。讓人容易出現提不起勁、肩頸僵硬、手腳冰冷等不適症狀，或感到悶悶不樂、心浮氣躁等情緒上變化。**

此外，男性荷爾蒙的分泌也會隨著女性荷爾蒙一同減少，使得肌力變差，無法像以前一樣長時間維持挺胸姿勢，甚至有人會開始駝背，讓人感覺瞬間蒼老許多。

由於**男性荷爾蒙主宰著人的積極度及判斷力**，因此有些人可能也會發現，自己對於過去有興趣的事物感到意興闌珊，甚至對工作的集中力或決策力降低。無論是女性荷爾蒙或男性荷爾蒙都是由一種名為「脫氫表雄固酮（Dehydroepiandrosterone，DHEA）」的荷爾蒙所形成，當人們遭遇壓力時，便會使DHEA的分泌變差。

老化原因 2

化學物質

無論是空氣、土壤、送入口中的食物，或是接觸肌膚之物，人們其實生活在充滿化學物質的環境。我們也知道，戴奧辛、多氯聯苯（PCB）等**環境中可見的化學物質具有致癌性**。

此外，穀物、蔬果、魚貝類更透過土壤，囤積有汞、鎘、鉛、砷等，這些有害金屬正一點一滴地持續囤積於人體中。化學物質及有害金屬更被直指與頭痛、暈眩、過敏，或兒童發育障礙有緊密關聯。**雖然你我的身體具備將類似毒素排出體外的能力，但這個解毒能力卻會隨著年齡增長衰退。**

老化原因 3

現代型營養失調症

現今的日本是無論在哪兒，24小時隨時都能買得到食物的社會。

然而，攝取的食物進入人體後，內含的營養素是否真能輸送至身體每個角落，讓人擁有活力？

在我來看，目前大部分深受身體不適或老化所苦的現代人都患有**「現代型營養失調症」，也就是人體處於並未真正攝取到所需營養素的狀態。**

糖分含量過高的飲食、速食食品、即食食品等，含有大量添加物的食品會讓我們的身體出現不必要的運作，產生消耗，並讓維生素及礦物質處於慢性不足狀態。

此外，若攝取的膳食纖維及發酵食品過少，也會讓腸道環境變差，導致不需要的物質長期囤積體內，這些毒素正是造成全身細胞老化的真兇。

更有報告指出，與50年前相比，理當富含維生素或礦物質的蔬果營養素竟從八分之一減少至五十分之一。

因此光靠胡亂飲食，是無法讓我們維持年輕體態。

老化原因 4

糖分攝取過量

糖分是當我們身體運作時，形成能量不可或缺的重要物質，但現在卻有太多人經常性攝取過多糖分。有些人除了大啖隨處可見的麵類或蓋飯外，正餐之間更會以巧克力、餅乾或麵包解嘴饞，**這種一整天都離不開含糖飲食的可是大有人在。**

當糖分在體內被分解成葡萄糖後，血糖值會隨之上升，這時胰臟會分泌一種名為胰島素的荷爾蒙，讓血糖值得以下降。然而，攝取的糖分過量，會讓胰島素無法發揮功效，使得多餘糖分累積形成脂肪，**即便當事人並不認為自己有過量的情況，體型卻早已變得圓滾滾。**

此外，當多餘的糖分與體內蛋白質結合，出現「糖化」時，**肌膚便會失去彈力、骨質脆化、血管也容易產生動脈硬化。**一旦出現糖化的細胞是完全無法恢復原狀，這也使得全身的老化無法停止。

老化原因 5

細胞氧化

人活在世上不可缺少氧氣。我們從食物中所攝取的糖分及脂肪會與空氣中的氧氣相互反應，產生能量，此時也會形成「活性含氧物」。

這個活性含氧物雖然有著會讓細胞氧化、損害細胞的性質，但在你我體內，其實具備如超氧化物歧化酶（SOD）等類型的抗氧化酵素，能夠消滅活性含氧物的毒性。**即便這類酵素有著像是「防鏽」的功能，但此功能也會隨著年齡逐漸衰退。**

此外，就算是酵素運作相當旺盛的年齡，只要生活充滿讓活性含氧物增加的因素，那麼也是會加速老化。無論是**飲酒過量、進食過量、壓力等，同樣會形成大量的活性含氧物**。不僅如此，前頁所提到的「糖化」更會加速氧化壓力，讓糖化再度發生，形成惡性循環。

我們真正需要的，是對「習慣」取捨

截至目前為止跟各位提到了「讓現代人老化的五大原因」，不知讀者們是否認同？

隨著年齡增長，荷爾蒙的分泌也會開始出現變化。

然而，只要活在現代社會，有害物質就非常有可能透過空氣、日常生活及食物進入你我體內。除此之外，相信各位也已經能夠理解，若以繁忙為由，在飲食上輕忽了事的話，身體可是會開始皺巴巴地不斷老化。

相信目前有許多每天汲汲營營，對食物及生活型態「不甚要求」的人。

不過，**當你實際感覺到某些不適，或者出現讓人在意的老化徵兆，那麼現在正是改變生活習慣的最佳時機。**

雖然有許多讀者會以「沒辦法，我這體質是與生俱來的」、「我爸媽在進入中年後也是變胖」、「我周遭很多親戚患有糖尿病」等理由舉白旗投降，但這可會讓人好生惋惜！

在最新的抗老化醫學範疇中，根據針對生活習慣及遺傳基因的研究，發現基因帶來的影響僅佔2～3成，但環境所造成的影響卻達7～8成。**換言之，人的身體狀態並非全由與生俱來的基因所決定，只要透過努力控制生活環境，還是能為自我人生帶來正向影響。**

在中醫的世界裡，也有提到「先天之氣」與「後天之氣」的概念。所謂的「先天之氣」，係指人生來被賦予的能量。每個人在出生時，便已知道擁有多少總能量，且會隨年齡不斷遞減，但「後天之氣」卻能從日常生活中補充，依照每個人的努力程度而累積增加。

因此，接下來的生活模式，將會影響你的老化速度，以及是否容易罹患疾病。透過讀者們的自我行動，將能改變最終結果。

知道自己所選為何

在現代社會中，無論何時何處，食物皆隨手可得。這樣的生活型態卻也造就出「對吃進口中的食物毫無感覺」的人們。當你在購買飲料或加工食品時，是否曾對營養標示內容詳加確認？亦是否會在吃下肚時，好好地審視食物，充分品嘗，嗅聞味道，靜下心來地好好享用？

對於雖然肚子不餓，但既然到了用餐時間，還是會吃些東西果腹的人，以及工作繁忙到必須一手敲著鍵盤、一手拿著食物的人，我真心希望這些讀者能夠重新審視自己的「飲食模式」。

當我在美國攻讀抗老化醫學時，恩師是位信仰猶太教的美籍人士。在恩師造訪日本，我們一同前往日式料理店用餐之際，他表示「我雖然吃有鱗片的魚類，但是不吃蝦子或螃蟹等甲殼類及貝類，也不吃花枝或章魚，更不碰鰻魚」。聽到恩師此言，可是讓我驚訝不已。

猶太教自古對於食物便有名為「潔食（Kosher）」的規範，除了針對食物，就連藥物、保健食品、調味料等會進入人體的內容物都需符合相關規範。

猶太教的神職人員會前往食品生產工廠或與食品相關的企業，實際確認原料及生產過程，當產品符合規範，便可於包裝印上認證標章。目前在海外售有相當多印有「Kosher」標章的食品，對健康意識相當高的人而言，「Kosher」更成了判斷商品是否能夠安心食用的依據。

仔細想想，貝類、花枝、甲殼類等生物就像是大海的清潔隊員。這些生物雖然以覓食海底的有機物維生，但近幾年土壤汙染問題不斷，讓我也必須建議各位別食用這些海鮮過量。但令我更覺不可思議的是，「Kosher」雖是自古傳承下來的戒律，但猶太教人卻早已預測到今日現代社會的環境問題。

我雖然不會要求各位必須徹底執行猶太人的戒律。但若讀者們能夠效仿猶太人，**謹慎選擇自己吃入口中的食物**，那麼在實踐書中接下來要提到的16個「讓你凍齡的習慣」時，可是能夠帶來相乘效果。

拉長人生的巔峰

我們都活在無法重來的人生當中。這句話聽起來似乎理所當然，但人往往要在生病後，才會開始後悔「早知道就要多注意飲食」、「早知道就不嫌麻煩地去做健康檢查」。

要讓身心長時間維持健康狀態並非容易之事，但若掌握正確知識並持之以恆，還是非常有機會成功。

最近醫學界更發表了能夠證明此論述的重要研究結果。

世界癌症研究基金會（WCRF）與美國癌症研究所（AICR）為了預防癌症，以年齡落在25歲至70歲，來自歐美各國，共計約38萬名的男女為研究對象，針對生活型態的執行狀態及死亡率進行調查。

預防癌症的生活型態包含了「盡量攝取以植物製成的食品（食用蔬果、豆類及精製度較低的穀物」、「進行體重管理（BMI需維持在18・5～25範圍內）」、「養成運動習慣」、「盡量避免飲用含酒精飲料」、「盡量避免攝取到食品添加物、防腐劑及殘留農藥」、「盡可能低溫烹調食物」、「不吃烤焦的肉類」、「不抽菸」等，內容相當嚴苛，連我自身都認為要全部達標非常困難。然而，從歷時13年的研究結果來看，**無論男性或女性，只要能遵守的項目數越多，死亡率的降幅最大可達34%**。

透過上述如此大規模的調查研究，讓我們得知，即便是小小一項考量健康的生活習慣，竟也能讓死亡率下降，甚至預防疾病。有了這類研究報告的加持，我相信將更能讓各位認同書中所推薦的習慣。

我們都知道要減少酒類及甜食的攝取，不過卻很矛盾地出現「我也知道不能多吃，但就是戒不掉」的情況。運動好麻煩，讓我怎樣也提不起勁──這些都是你我身邊常常聽到的內容。但我在此也必須老實說，對身體不好的習慣絕對會縮短你的人生巔峰。

馬虎心態也能持之以恆的抗老化生活

從剛開始我便一直強調，若要擁有年輕及健康，就必須從改變生活習慣做起。但即便如此，當規定太過嚴格，反而會讓當事人感到壓力。

相信許多人都會立下決心，宣示「為了要擁有凹凸有致的身材，我從今天起絕對不碰甜食！」，但在這裡，**我也可以向讀者們保證，「絕對不〇〇」的目標幾乎百分百無法實現。**

讀者們中一定有不少人在宣示完「不吃甜食」後，在越對自我「限制」的情況下，就會很本能地不斷想到「甜食」，最終更出現暴走狂吃的經驗。

此外，一旦決定從今天起每天都要慢跑的話，就算工作繁忙，即便隔天一早感到相當疲累，還是必須起身跑步。

如此一來，原本是要讓自己變有活力的健康法卻成了痛苦的壓力來源，如此一來根本就是本末倒置。

列出一堆禁止項目的健康法是非常沒有意義的，我反而會建議讀者們從書中挑選自身能夠做到的習慣，以循序漸進的方式來執行。

雖然很想嘗試，但老是無法執行的項目就讓我們先行略過，這可是我非常強調的宗旨。

不勉強、別心急、以自己的步調執行。

請各位在心中不斷複誦，從想要嘗試看看的項目開始執行。

開心享用美食，更要充實地享受人生，為生活下點功夫，讓自己每天都能健康有元氣。

多方嘗試各種事物後，讀者們一定能找出一兩個讓自己覺得「做了之後，整個人的狀態似乎變好」的習慣，那便是最適合您的健康法。

千萬別勉強。找出能持之以恆的方法

請各位以輕鬆的步調，持續執行我接下來要介紹的「16個習慣」。從營養層面來看，**沒有一種食物是你今天吃了，明天身體就能出現改變。不管是調整飲食或運動，在開始一項新的改變到有結果產出至少需要2〜3週。**因此，請讀者們務必自我約定，當開始執行某個項目後，一定要持續2〜3週的時間。

當然，若是「對我來說百分之百沒辦法！」的項目，那就請各位跳過，從下一個項目開始執行。只要從飲食、運動、睡眠、心理4個角度持續切入，相信3個月後一定會出現能讓讀者們有「我好像真的不一樣了！」的真實感受。

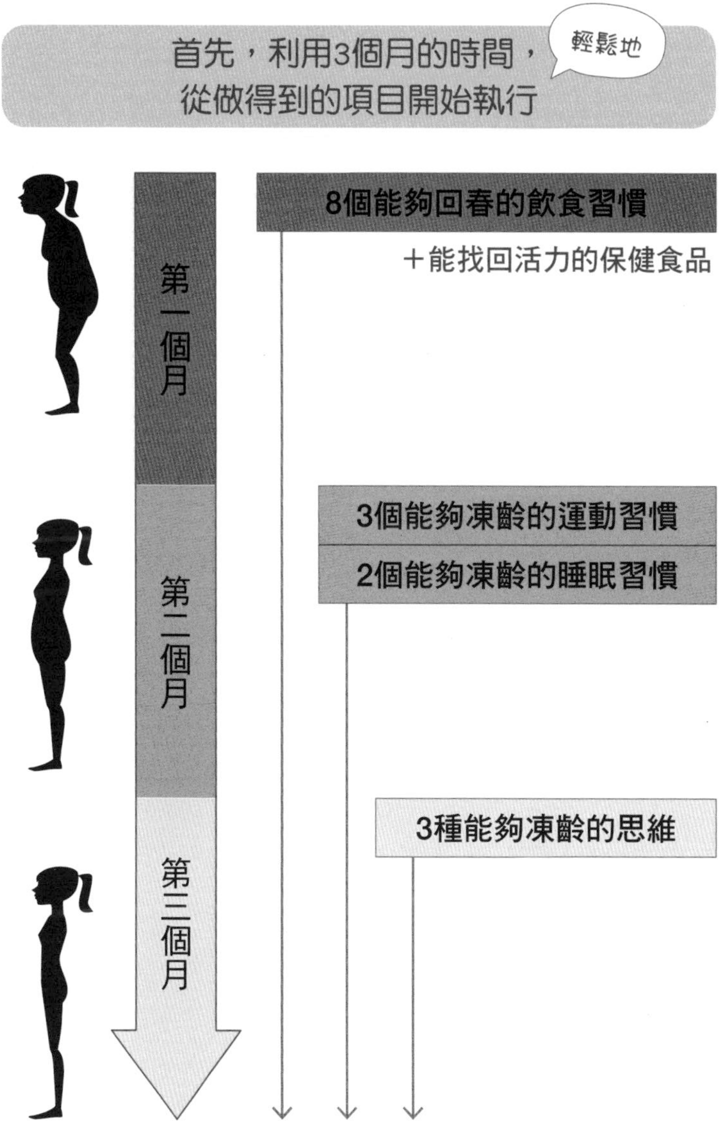

首先，利用3個月的時間，從做得到的項目開始執行

輕鬆地

第一個月

8個能夠回春的飲食習慣

＋能找回活力的保健食品

第二個月

3個能夠凍齡的運動習慣

2個能夠凍齡的睡眠習慣

第三個月

3種能夠凍齡的思維

Column

這竟然也能知道？
全球最新的檢驗技術

當你想要了解自我當下的身體狀態及可能造成危害的因子時，以抗增齡醫學為基礎所進行的「抗老健檢」將會非常有幫助。

一般的健檢主要著眼於確認有無罹患疾病，當發現數值異常時，便會投藥予以治療。

然而，抗老健檢除了包含一般健檢項目外，更同時會確認維生素、性荷爾蒙、生長荷爾蒙有無過量或不足，以及體內是否囤積有害金屬等。若想要維持有活力的日常生活，這些都是不可或缺的資訊項目。若發現需特別注意的環節，可透過攝取保健食品來調整，讓身體處於最佳狀態，打造出「不易生病的體質」。目前，醫學檢驗的發展也相當蓬勃，美國Theranos公司更只需幾滴血液，便可進行膽固醇、基因分析等數百種檢驗，引起熱烈討論。這對想隨時掌握自我身體狀況的人而言，今後的技術發展可是讓人高度期待。

CHAPTER

2

凍齡飲食

習慣1

由「肚子」，而非「腦袋」決定是否進食

習慣1，「由『肚子』，而非『腦袋』決定是否進食」。

對我們而言，吃是每天不可少的行為，
也正因如此，積年累月養成的習慣很難說變就變。
不過，仔細想想，現在真的肚子餓嗎？
非得吃下這般份量才能滿足嗎？
請各位像這樣試著自問自答。
如此一來，才有辦法做到不被藉口牽著鼻子走，由「肚子」決定是否進食。
這也是和身體面對面談話的首要步驟。

「空腹」可以啟動回春的開關

當覺得…肚子似乎有點餓的時候，你是否會開始東張西望覓食，並想也不想地將食物送入口中？

其實這樣的習慣可是非常要不得。

若老是想要解嘴饞，讓腸胃一直處於消化食物的狀態，不僅會出現卡路里攝取過量，囤積成脂肪，還會加快體內的老化速度。

首先，請讀者們試著讓肚子發出咕嚕咕嚕聲，充分體驗肚子餓的空腹感吧！

根據最新研究報告指出，體驗空腹感可有著許多好處。

●啟動長壽基因開關

當維持空腹狀態一段時間，將能夠活化長壽基因「Sirtuin」。在人類出現飢餓感時，「Sirtuin」基因就會開始運作，避免體內細胞遭受會導致老化及癌症發生的活性含氧物危害。

●促進細胞內垃圾清理作業

在代謝過程中，身體細胞內會進行垃圾清理作業，名為「自噬作用（Autophagy）」的運作將變得旺盛。這個機制也被期待能降低癌症及老年性白內障等，隨著年紀增長，罹病機率也會增加的風險。

●增加生長荷爾蒙分泌

空腹將能增加生長荷爾蒙的分泌。生長荷爾蒙不僅能修復損傷的皮膚、肌肉以及骨骼等身體各個部位，更可促進脂肪燃燒，提高免疫力。

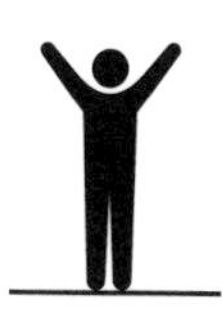

空腹感能啟動長壽基因開關。
肚子不餓卻進食則會加速老化。

體型過瘦讓日本女性更顯老態

你現在是否秤著體重，看著增加的數字，心想著「不管怎樣都要把體重減下來！」，並打算開始減少食量來瘦身呢？

胡亂的減重行為可是會加快老化速度。

根據日本厚生勞働省2014年所發表的國民健康、營養調查，有12．3％的女性體型為「過瘦」。也就是說，8人當中就有1人「過瘦」，這樣的占比更創1980年以來的歷史新高。日本女性的減肥意識強烈，厚生勞働省更憂心，這會使荷爾蒙失衡，老年人更可能出現營養不足問題，因此不斷呼籲「充分攝取飲食，並結合適當運動」。

因過瘦使營養狀態不佳的人除了容易疲累、經常感到焦躁不安外，記憶力也會衰退，罹患骨質疏鬆症及不孕的可能性更會提高。不僅如此，這些風險甚至會危及下一代。體型過瘦、營養狀態不佳的母親所產下的嬰兒在出生時存在體重過輕的趨勢。這些低出生體重兒都潛藏著將來罹患糖尿病等生活習慣病的風險。

透過減少進食量讓體重降低的同時，也會讓身體常保活力所需的「肌肉量」跟著降低。一旦肌肉變少，基礎代謝量便會隨之降低，形成「即便進食，熱量也不易燃燒，且相當容易復胖」的體質。

此外，最近也有研究報告指出，肌肉能促進運動荷爾蒙「鳶尾素（Irisin）」的產生，這個鳶尾素甚至有可能為乳癌的預防及治療帶來幫助（1）參照189頁引用文獻）。

與其減少進食量，讓體重下降，倒不如增加肌肉，讓身體隨時活動，將更能擁有年輕活力。

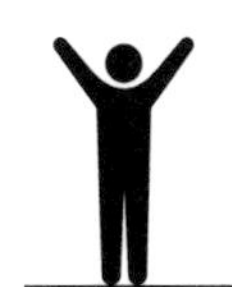

過度嚴格的限制飲食減肥法也會減掉腦力及骨骼。
比起減少進食量，更建議增加肌肉量。

不用非得「照三餐吃」

「每天一定要很規律地吃早中晚三餐不可」。

年過40後，讓我們丟掉這樣的思維吧！

沒錯，規律的飲食習慣固然很好，但我認為，沒有食慾卻仍要進食，「因為沒吃晚餐」，所以睡前還是要吃一下的行為就可以免了。

此外，讀者更可不用認為，為了讓身體一天充滿活力，早餐一定要吃很多，或者晚餐最好出現幾盤豪華菜餚，讓自己吃得夠飽，若站在「預防老化」的角度，三餐的攝取方式可必須多下點功夫。

首先，早上是人體的「排泄」時間。以中午前的這段時間來看，「排出＝排泄」可是比進食還來得重要。

在睡眠過程中，我們的身體會對全身各處的細胞進行修復作業。因此到了早晨之際，**確實將體內產生的老廢物質排出成了首要之務。**

建議讀者們早上可以白粥搭配醃漬物、蔬菜味噌湯或水果等簡單料理，藉此避免對內臟造成過大負擔，將重點放在徹底排泄上。

反觀，**晚上是人體的「吸收」時間**。雖然晚餐往往會出現份量十足的情況，但夜晚所攝取的糖分不僅容易「儲存體內」，更會抑制**夜間生長荷爾蒙的分泌，因此建議各位盡可能地減少攝取量**。特別是白飯或麵包等主食，讓我們輕嘗即可。

另一方面，**消化功能會在白天的時間全力運作，因此中餐不僅要吃飽，還可盡情享用自己喜愛的食物**。但還是要避免油炸物或以沙拉油熱炒的料理，而是將攝取內容著重在蔬菜及蛋白質類食物。

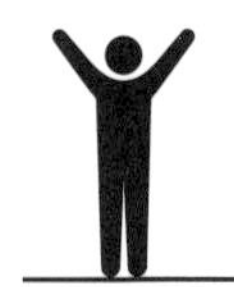

戒掉「時間到就要用餐」的習慣。

比起時間，改以「空腹感」來決定是否進食。

偶爾透過「溫和斷食法」重置身體

讓我們以一週為單位來看看飲食計畫。

最近應酬不斷，體重直線上升。昨天吃太多，導致今天早上毫無食慾。**讀者們可別「因為到了用餐時間」，強迫自己進食，就讓我們把這樣的情況當成是給消化器官休息的機會**，改以蔬果取代早餐。如此一來，不僅消化器官得以休息，整個人的心情也會變好，並能將身體調整回正常狀態。

在此，**我推薦以「溫和斷食法」來調整身體**。

將1條胡蘿蔔、1顆番茄、3片萵苣或高麗菜，可以的話再加上半把的菠菜以食物調理機打成汁，以早、中、晚各飲用1杯的方式取代假日的三餐。

再加入1顆蘋果或1顆檸檬將可讓美味加分。

若覺得只喝果菜汁稍嫌不足時，建議讀者們可補充點好消化的白粥或湯品，以自己能夠接受的內容執行看看。

不過，現在卻有人會以只喝水的極端方式斷食，這其實相當危險。**特別是對於過瘦體型的人而言，若突然完全不進食的話，代謝不僅會變差，身體也可能出現不適，甚至造成水腫。**

這類激進斷食法還有一項特別需注意的是恢復進食的難度。連續數日毫無進食雖然能讓消化器官休息，但卻同時也讓消化道管壁變薄，一旦開始大吃，就會傷害消化器官，甚至帶來危險。

也正如此，若讀者們想自我嘗試，「溫和斷食法」會較為安全。以一天的時間充分感受空腹感，將可重置身體，提高排泄功能。

在排出老廢物質或毒素後，身體不僅變得輕盈，人也會更加積極，肌膚還可變得水嫩，讓人非常有成就感。

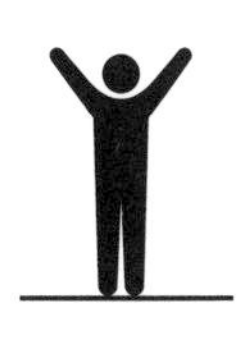

當覺得「肚子好沉重」、「老是吃太飽」時，就來執行「溫和斷食法」吧！一整天的空腹感可以讓消化器官重置↓促進排泄功能。

習慣2

避免烹調溫度過高的料理

習慣2的重點在於料理溫度。

天婦羅等油炸物、BBQ上烤到滋滋作響的肉類、

剛出爐且香噴噴的麵包及餅乾。

無論是什麼食物，只要「烤到滋滋作響」一定都是美味滿分。

然而，帶焦的食物卻含有大量「AGEs（最終糖化蛋白）」，

有報告指出，AGEs經人體吸收後，將會造成老化。

此外，若因吃甜食使得糖分攝取過量時，

糖分甚至會與體內蛋白質結合，製造出老化物質AGEs。

因此各位在烹調時，千萬要記得思考一下，

「這食材就算沒有帶焦，應該也是相當美味」。

「金黃色」及「帶焦」是最可怕的促進老化物質

根據世界各國的研究，只要加熱含有蛋白質及糖分的食材，如白吐司、炸雞塊、洋蔥等，就會變成咖啡色，此時還會形成一種名為「ＡＧＥｓ」的物質，加速人體老化。

「ＡＧＥｓ」係指「Advanced Glycation End Products＝最終糖化蛋白」。從最終糖化蛋白這個名稱便可得知，一旦形成ＡＧＥｓ就無法恢復原狀。

在我們的體內，用餐所攝取到的糖分會與蛋白質中的胺基酸相互反應，並形成ＡＧＥｓ。首先會出現「糖化」，持續糖化後，便會生成ＡＧＥｓ。讓肌膚維持彈力的膠原蛋白一旦出現糖化，肌膚就會開始鬆垮，且容易出現斑點、皺紋及黯沉。不僅如此，當血管出現糖化就會造成動脈硬化，當骨頭出現糖化就會讓骨質脆化，促進全身老化。

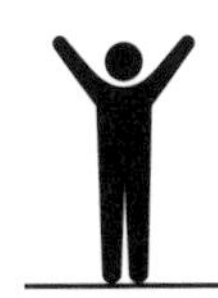

若持續攝取會破壞膠原蛋白的油炸物及燒烤物，將會讓臉部鬆垮、骨質疏鬆、血管硬化。

不易老化		←→		加速老化
雞肉	蒸刺身	雞肉	烤雞肉	燒烤油炸
生魚片	燉魚	魚類	錫箔烤魚	炙燒魚

「糖化」會透過於體內產生反應，以及從外部攝取「引起糖化的食物」兩條路徑，導致身體出現老化。我們平常所攝取的食物中含有相對高含量的AGEs，因此需特別注意。

此外，針對食物中的AGEs，**在比較了生肉與經油炸的肉品後，可以發現後者的AGEs含量增加近10倍之多。**與「燒烤、熱炒、油炸」相比，「川燙、燉煮、燜蒸」的烹調溫度較低。雖然經高溫處理的料理美味，但敬請注意避免攝取過量，盡可能食用以低溫烹調的食物。

「烤焦物質」將可能引起癌症及失智症

由糖分及蛋白質結合所形成的AGEs與日本人死亡原因中，排名首位的癌症也有相關。就讓我來說明其中的關連。

你我體內的蛋白質會透過分解與合成不斷進行新陳代謝，由於基因核心的DNA記憶著能組合蛋白質的「設計圖」，因此分解後的蛋白質得以於體內被重新合成。

此時，**若設計圖出現複製錯誤的情況，就會形成癌細胞**。而活性含氧物、病毒及致癌物質等都會引起複製錯誤。

其實**無論任何人，每天體內都會形成5000～6000個左右的癌細胞**，但身體所具備的免疫機制能夠消滅大部分的癌細胞。

除了免疫功能外，我們體內還有著能抑制癌細胞增生的基因（抑瘤基因）。然而，當糖分出現過量時，**這些糖分和抑瘤基因會與被作為武器運用的酵素結合，**

形成AGEs。如此一來，基因抑制癌細胞的能力將瞬間變弱，形成癌細胞得以增生的環境。

再者，AGEs更是腦部老化造成失智症的原因之一，與「阿茲海默症」的關連性同樣備受高度關注。

在阿茲海默症患者的腦中，一種名為β—澱粉樣蛋白斑（β-amyloid）的蛋白質會沉積於腦神經細胞周圍，形成「老人斑」，而老人斑含有大量AGEs，也讓我們得知，**糖化這個現象原來也會對腦部帶來影響。**

當讀者們在邁向更高齡的同時，若想要避免罹患不在預期之內的疾病，就不能再拿因為吃起來比較方便、因為好吃為理由，不斷地將「已經糖化」的食物吃進肚中。

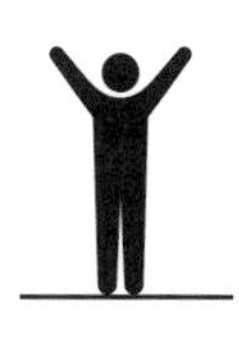

「烤焦物質」會抑制人體抵禦癌細胞的能力。
在失智症患者的腦中甚至發現大量AGEs。

習慣3

告別「白色主食」

習慣3對貪吃的讀者會比較辛苦，

那就是要跟白飯、白吐司說再見。

剛煮好的白飯飄出陣陣米香、白吐司烤得蓬鬆軟嫩，我相信喜歡這類食物的讀者不在少數，但在預防老化的過程中，降低這類「白色主食」的進食頻率，或大幅減少攝取份量將能帶來顯著效果。

若用餐持續以白色主食為主，使糖分過量的話，除了會讓體內的「糖化」不斷進行外，更會讓代謝失調，導致罹患糖尿病、高血脂症等生活習慣病的風險增加。

若要抗老化，建議每天的糖分攝取量控制在150~200g。一碗白米飯的糖分為55g，但由於零食、薯類等菜餚以及調味料皆含有糖分，因此一天若吃下2碗飯加上配菜，就等同攝取了150g左右的糖分。這類較為溫和的糖分限制飲食法目前更被認為能讓減肥較容易成功，因此受到高度關注。

1碗白飯
55 g

1片白吐司
26.8 g

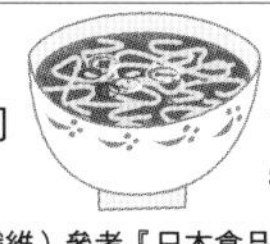

1球烏龍麵
52 g

1碗拉麵
69.7 g

※每100g中所含的碳水化合物量（糖分＋膳食纖維）參考『日本食品標準成分表 第五增修版』

限制糖分比限制卡路里更有效

過去的營養學相當重視飲食中所攝取的「總卡路里」，但在治療糖尿病的臨床醫學中卻發現，推行與日本糖尿病學會方針相異的「限制糖分進食法」，反而更能「改善糖尿病」。

針對研究中的主食部分，將每餐飯量降為3分之1至2分之1，或是只能進食半片至1片，重量約為67 g的白吐司。針對配菜部分，在排除薯類料理的前提下，可盡情地享用菜餚，並由24位罹患第二型糖尿病的男女患者依上述規則進食。此方法可將每餐的糖分控制在20～40 g，每天合計的攝取量低於130 g，是比一般正常人飲食還要嚴格的設定量。在執行了這樣的糖分限制進食法半年後，患者們被視為糖尿病指標的糖化血色素（Hemoglobin A1c，HbA1c）及中性脂肪的降幅比控制卡路里的群組更加顯著〔2〕。

相信各位一定會很好奇，限制卡路里及限制糖分究竟有何不同？

就讓我來說明兩者間的差異。

我們可以從攝取進體內的糖分、脂質及蛋白質這三大營養素算出卡路里量。若是限制卡路里的話，就是整個減少這些營養素的攝取量，也就是降低總卡路里的飲食方式。

反觀，限制糖分進食法則是只控制三大營養素中的糖分攝取量，並未限制脂質及蛋白質的部分。

限制糖分攝取量的優點在於藉由控制飯後血糖值，來減少加速老化的荷爾蒙─胰島素分泌量。

換言之，若要預防老化、常保健康，限制糖分可相當重要。

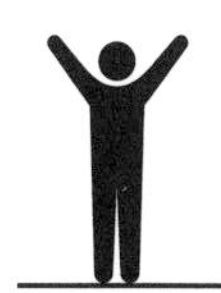

糖分過量會促進老化荷爾蒙「胰島素」的分泌。因此限制糖分可說是預防老化的捷徑。

白米及糙米，哪個有助凍齡？

在控制糖分時，首先需要限制的便是「份量」。**若將1碗白飯、1顆飯糰的糖分設定約為50g的話，各位將更容易掌握平常餐點中的糖分含量。**若要達到抗老化效果，針對久坐、運動量不足者，我建議將每天的糖分攝取量需控制在150g，至於活動量大者則約為200g。

在此向各位推薦適量攝取主食，無需勉強自己的糖分限制法。若讀者以自己**的方式完全停止攝取糖分，將可能會出現輕飄飄、發冷及冒汗的低血糖症狀。**因此，在執行嚴格的糖分限制法時，請務必尋求專業人士協助。

除此之外，還有另一項重點為「GI值（Glycemic Index；升糖指數）」。即便是含糖量相同的食物，當膳食纖維量不同，就會對血糖的上升方式帶來差異。而GI值就是讓我們能夠掌握血糖上升方式的指標，將葡萄糖的GI值設定為100，以數值進行比較。

若以米飯為例，白飯（精製米）的GI值為88、糙米為55，差異頗大。此外，與白吐司的90相比，全麥吐司或黑麥吐司為60。也就是說，**未經精製的主食較不容易造成血糖上升**。

白米及白吐司雖富含卡路里，但由於缺乏對人體有益的營養素，因此又被稱為「空熱量（Empty Calories）」。

此外，與白飯相比，糙米更需要充分咀嚼，在咀嚼同時便可增加飽足感，因此有著就算減少攝取量，也能獲得滿足感的優點。

然而，**糙米是將米包含表皮整個吃下肚，為了避免吃進不必要的化學物質，建議各位挑選以無農藥栽培而成的糙米**。

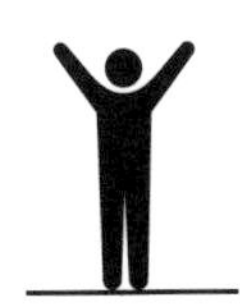

只吃『白飯』、『白吐司』會導致維生素&礦物質不足。因此務必增加攝取能夠補充營養的食物。

只吃白色主食會造成維生素不足。腳氣病其實是文明病？

米類及小麥自古以來會被視為主食，或許是因為米麥幾乎包含了人要健康存活下去所需的營養素。舉例來說，糙米擁有非常強大的生命力，若將其浸在水中，便會開始發芽。**更幾乎包含有生物所需的維生素、礦物質及其他微量成分，可說是全天然食品（Whole Foods）**。

糙米的營養素中，糖分雖然幾乎與白米相同，但**維生素B1卻是白米的5．1倍、維生素B2為2倍、鈣質為1．8倍、鐵質為2．6倍、鎂含量為4．76倍、鋅含量則是1．28倍，無論是維生素或礦物質含量都明顯較多**。

我們還可以追溯回江戶時代，許多大名（譯註：日本封建時代的地主或莊園主人）為了參勤交代（譯註：江戶時代的一種制度。各地的大名需前往江戶為幕府將軍協助執行政務，之後再返回自己的領土）前往江戶時，都會罹病，當時更將此疾病稱為「江戶病」。

這個江戶病的真面目其實是種名為「腳氣病」的疾病。**日本進入江戶時代後，白米飯便相當普及，導致維生素B群攝取量不足，進而形成腳氣病。**

腳氣病是維生素B1不足所引起的疾病，其症狀為全身疲倦、食慾不振、足部水腫或麻痺等。雖然江戶至昭和初期期間許多人死於腳氣病，但來到現代後，就幾乎不曾聽聞有人死於腳氣病。

然而，攝取飲料或含糖食物過量的人會讓體內累積多餘糖分。**要分解糖分，就必須有維生素B1，但若糖分處於超量狀態，將會造成維生素B1不足。現在有全身疲倦、水腫等不適問題的人或許罹患有「隱性腳氣病」。**

糙米除了帶有大量維生素B1外，更富含鐵、鈣、鋅等，平常我們較容易攝取不足的維生素及礦物質。若想要鞏固身體基礎，推薦各位一定要將糙米作為主食。

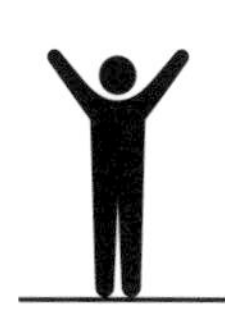

一旦糖分攝取過量，就會消耗掉「元氣維生素」的B1！全身疲倦或許是「現代版腳氣病」的徵兆？

減少主食份量的同時，增加蛋白質攝取量

若將糖分形容成是運作身體的能量來源，也就是像汽油般存在的話，那麼構成身體材料的，就是蛋白質了。蛋白質除了是血液及肌肉等，造就身體的主要成分外，同時也是主宰體內代謝，酵素及荷爾蒙的成分。

存在於體內的蛋白質會不斷再生，蛋白質毀壞到新蛋白質形成依身體各個組織，所需天數也不同。皮膚的再生週期約28天，而負責運送氧氣的紅血球則為120天左右。

然而，若蛋白質的形成速度緩慢，毀壞速度較快的話，將會使蛋白質品質變差。若讀者認為自己有出現肌膚鬆弛、指甲脆裂、髮質乾枯情況，那便有可能是蛋白質不足所引起。

許多女性當肌膚狀況不佳時，都會以高檔化妝品來補救，但若要追求優質肌膚，反而應該要積極補充形成肌膚的蛋白質進入體內。

就算是眼睛看不見的內臟或腦部也都重覆著細胞的再生活動。蛋白質同樣是阻止全身老化的必要物質。隨著年齡增長，蛋白質的「形成」運動會逐漸衰退，因此在年輕之際就必須加強相關意識。

那麼，又該從哪些食材攝取蛋白質？我建議**平時可以魚肉及雞肉為主，豬、牛等家畜則作為想滿足口慾時的肉類**。有報告指出，豬或牛腸內的細菌會形成致癌物質，因此建議偶爾攝取豬肉及牛肉即可，魚類的好處待「習慣5」（70頁）再向各位說明。相當方便食用的蛋類其實具備人體需要的所有胺基酸，是相當棒的全天然食品。其中，我更是推薦半熟蛋，尚未全熟的蛋可以讓人以較好消化吸收的形式攝取蛋白質。順帶一提，許多讀者都認為蛋類會讓膽固醇上升，但其實這是錯誤的資訊。

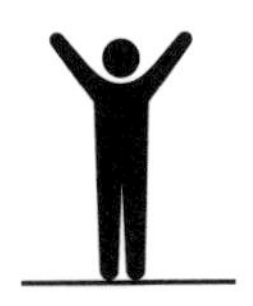

若沒有形成新細胞材料的「蛋白質」，就無法生成新肌膚、新頭髮、新內臟！

「甜食」vs「鹹食」，風險一樣高？

其實我們都很清楚，蛋糕及巧克力這類食物的甜含有大量糖分。那或許就會有讀者認為，如此說來，仙貝或洋芋片等未含糖的食物糖分應該會較低。

然而，如同下頁圖中所示，常出現在零食行列的食物糖分其實相差不遠。會讓人不自覺地一口接一口，**回過神來早已見底的「鹹零食」含糖量甚至比甜食更為可怕。**

此外，歐美更將不斷想吃甜食或喝含糖飲料的行為稱作「糖癮（Sugar Craving）」，Craving意指「渴望」。然而，一天下來若不吃喝個甜的就會心神不寧的話，在我看來可一點也不健康。

我其實並沒有想要否定下午時刻的小點心，這類能讓人轉換心情或解嘴饞的零食，**但若有出現相隔15分鐘就想吃甜食，否則無法靜下心來的情況，我會建議這些讀者改吃魷魚絲。**魷魚絲白色的部分帶有名為「牛磺酸」的胺基酸，具備消除疲勞的功效。

此外，我還會在每天早上的咖啡中加入椰子油一同飲用。椰子油的脂肪能停留在胃部較長時間，提高飽足感，含有能夠迅速轉換為能量的中鏈脂肪酸也是椰子油的優點之一（92頁）。

鹹食與甜食的含糖量比較

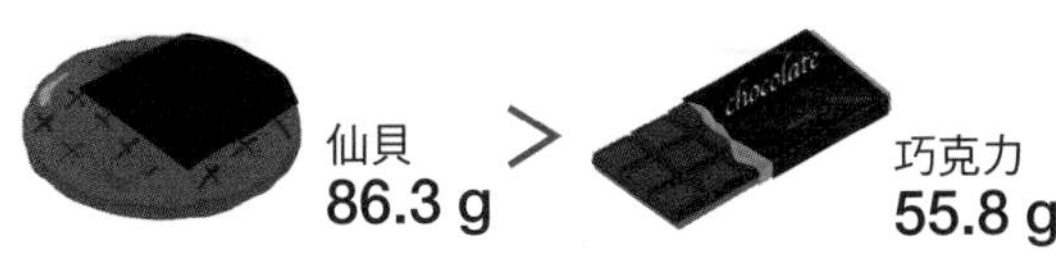

仙貝 86.3 g ＞ 巧克力 55.8 g

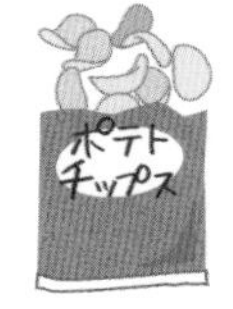

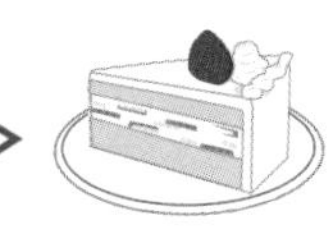

洋芋片 54.7 g ＞ 切塊蛋糕 47.1 g

※每100g中所含的碳水化合物量（糖分＋膳食纖維）
參考『日本食品標準成分表 第五增修版』

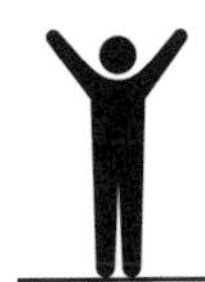

仙貝的含糖量比巧克力來的高！
千萬不可再有「吃鹹食比較沒關係」的想法。

習慣4

每天攝取「鐵質、維生素D、維生素B群」這三個能讓你找回年輕的營養素

習慣4是重視在預防老化之路上雖然不可或缺，
但光靠日常飲食無法充分攝取的
「鐵質」、「維生素D」及「維生素B群」三大營養素。
首先，「鐵質」是形成你我全身細胞能量的重要礦物質。
一旦鐵質含量不足，就會立刻出現手腳冰冷或肌膚老化的情況。
此外，「維生素D」的特性類似甲狀腺荷爾蒙及女性荷爾蒙，
是能進入細胞之中，讓人更為健康、且受到高度關注的維生素。
若想讓骨骼及肌肉常保年輕，就必須充分攝取維生素D。
另一方面，喜愛甜食及容易疲倦之人則需大量補充當糖分被代謝時，
會一同消耗掉的「維生素B群」。
若在選擇食材時充分考量這三項營養素是否足夠，
相信各位將能在短時間內感受到身體狀態出現改善。

「鐵質」是細胞能量的關鍵

對女性而言，雖然深知「鐵質」是相當重要的礦物質，但卻仍會出現攝取不足的情況。

若要真正了解鐵的功效，請先記住「粒線體（Mitochondria）」這個單字。接下來就讓我們進入微觀世界，開始一場冒險吧。

在細胞中有著「粒線體」這個負責製造能量的工廠，粒線體會產生名為ATP（Adenosine Triphosphate；腺苷三磷酸）的物質。**全身的細胞都將ATP視為能量來源，無論是形成體溫、代謝運作，身體能夠有所成長可都歸功於ATP**，當粒線體在產生ATP時不可缺少的酵素中便含有鐵質。舉例來說，若因過度減肥或飲食中幾乎不攝取魚、肉類導致鐵質不足時，粒線體便無法形成ATP，一旦細胞能量不足，就會讓全身立刻產生不適。

當產生熱能的動力減少，便會出現低體溫及手腳冰冷症狀。不僅如此，預防肌膚斑點的酵素也需藉由鐵質才能運作，當鐵含量不足時，就容易讓人產生斑點。膠原蛋白在合成時也需要鐵的助力，若膠原蛋白不足，有些人便會出現皺紋或下垂等煩惱。除此之外，免疫力變差，使人容易罹患感冒，甚至不易痊癒也是鐵質不足會產生的情況。這也讓我們理解到，鐵質不足可是與老化有著密切相關。

在此建議各位多攝取富含鐵質的食物，如蛋類的蛋黃就含有豐富鐵質。無論魚類或肉類，只要是紅肉，鐵含量便越高，肝臟等內臟類更可說是鐵質精華所在。蔬菜部分則可選擇蘿蔔葉、小松菜、菠菜。然而，動物食材與植物食材的鐵質吸收率可說大為不同。動物食材中所含的「血基質鐵（Heme Iron）」會比植物食材中「非血基質鐵（Non-Heme Iron）」的吸收快上數倍，因此肝臟可說是較有效率的鐵質攝取來源。

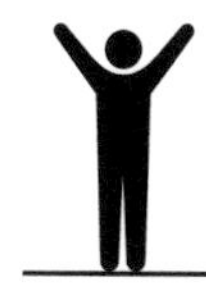

鐵質是產生細胞能量時不可或缺的礦物質。若要攝取鐵質，肝臟所具備的效果會比蔬菜類高出許多。

與荷爾蒙等同重要的「維生素D」

美國自2007年提出了「現代人的維生素D不足」相關報告〔3〕後已經過數年的時間，但很可惜地，日本人仍尚未意識到維生素D的重要性。

維生素D對全身細胞的影響深鉅，甚至可稱之為「荷爾蒙」。除此之外，多筆研究報告顯示，維生素D可「強健骨骼」、「提升免疫力」、「預防憂鬱症」、「預防失智症」、「預防肌力衰退」等，與老化這個關鍵字息息相關，使得維生素D成了目前備受全球關注的營養素。

維生素D更能直接對細胞的「細胞核」產生作用。雖然血液中流著多種營養素，但這些成分必須通過名為「受體」的關卡才有辦法進入細胞內。然而，**維生素D卻無需經過細胞膜便可進入細胞，並對細胞核產生作用。擁有這項特性的成分並不多，除維生素D外，另有皮質類固醇、甲狀腺荷爾蒙、女性荷爾蒙的雌性激素等。**

如同鐵質會形成細胞內粒線體的能量般，維生素D也會對細胞的運作帶來作用。因此體內的維生素D含量多寡，將會對全身細胞是否年輕有活力帶來相當大的影響。

若以食物來說，鮭魚等青魚（背鰭為藍色的魚類）富含人體所需的維生素D。雖然香菇乾也能作為補充維生素D的來源，但香菇中所含的是維生素D2，與人體所需的維生素D3性質不同。

此外，在吸收鈣質時也需要維生素D，即便攝取再多的鈣質，若少了維生素D，就無法經由腸道吸收。以這樣的觀點來看，**小魚富含鈣質及維生素D，可說相當適合作為抗老化的食物。**

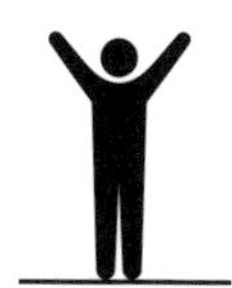

維生素D是種能直接在細胞核內運作的「荷爾蒙」。更是抗老化醫學產業中，備受全球研究人員關注的營養素。

能量代謝所需的「維生素B群」

感覺疲倦，只想整天攤在家裡。明明想加把勁，卻在緊要關頭之際使不上力……。容易肌膚粗糙及出現口內炎。

有上述情況的讀者們必須攝取更多的維生素B群。

「維生素B群」內含維生素B1、維生素B2、菸鹼素、泛酸、維生素B6、維生素B12、葉酸、生物素八種營養素。這些營養素需要藉由相互協助才能起作用，因此透過食材或保健食品，攝取「複方維生素B群」便相當重要。

糖分、脂質及蛋白質這三大營養素在轉換為能量時，維生素B群是不可或缺的成分。它的功效就好比能讓汽油點燃，即便人體攝取再多可比喻作汽油的三大營養素，一旦維生素B群不足，就無法形成能量，讓人無法從疲勞中恢復、細胞修復功能變弱，甚至出現肌膚粗糙、口內炎不易痊癒的情況。

維生素B群中，維生素B12更是備受關注。人們雖然自古以來便知道維生素

B12具有恢復神經系統的功能，**但最新研究更指出，維生素B12的不足還會促使腦細胞萎縮**。

該研究針對107位腦中風患者的維生素B12濃度進行調查，在2年後進行核磁共振攝影（MRI）發現，B12濃度較低的患者罹患腦部病變的風險竟高出其他患者3倍〔4〕。

也正因此，若想要充滿活力、維持肌膚及黏膜狀態，甚至讓腦部處於健康狀態，就必須每天充分攝取有著強大功效的維生素B群。

而豬肉、糙米、牛奶、蛋類、菠菜、洋蔥、海苔及鰹魚等食物中都含有豐富的維生素B群。

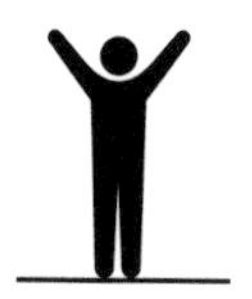

維生素B群是糖分、脂質及蛋白質轉換為能量時的「火種」。它亦能讓人不易疲倦，並維持肌膚及腦部的健康。

習慣5

每天一定要吃一次魚

習慣5是每天都要吃魚。

你喜歡吃魚嗎？

平常都吃哪些魚呢？

不太常吃秋刀魚、鰤魚及沙丁魚等青魚的人，

請務必從今天起增加吃魚的次數。

針對想擁有回春效果的讀者們，我則強力推薦含有豐富EPA（Eicosapentaenoic Acid；二十碳五烯酸）、DHA（Docosahexaenoic Acid；二十二碳六烯酸）魚油的青魚。

EPA及DHA具有能讓血管與神經常保活力的作用，蘊藏其中的健康功效更受到世界注目。

正因EPA及DHA是人體幾乎無法自行產生的「必須脂肪酸」，透過每天的不間斷攝取，才能讓你的血管及腦部在10年後仍維持年輕狀態。

魚油對腦部相當有幫助

當各位年過40，開始對「究竟吃魚好？還是吃肉好？」猶豫不決之際，**增加選擇魚料理的次數將是常保年輕的正確決定。**

魚油中所富含的EPA及DHA脂肪酸都是對抗老化相當有幫助的成分。

1982年時，一份流行病學調查研究指出，「幾乎不攝取蔬菜，主食為海豹肉的愛斯基摩人罹患心肌梗塞的死亡率會低於以牛肉及豬肉為主要攝取肉類的丹麥人，乃是因為愛斯基摩人的血液中明顯含有較多的EPA」（5）。愛斯基摩人體內的EPA，是來自於海豹主食的青魚，這也讓愛斯基摩人血液中的脂肪酸結構與其他人有著很大差異。

EPA不僅是能讓血液清澈，不易形成血栓的脂肪酸，更可降低中性脂肪，避免引起動脈硬化。

另一方面，DHA是存在於人體腦部及視網膜等神經系統的脂肪酸。**DHA會**

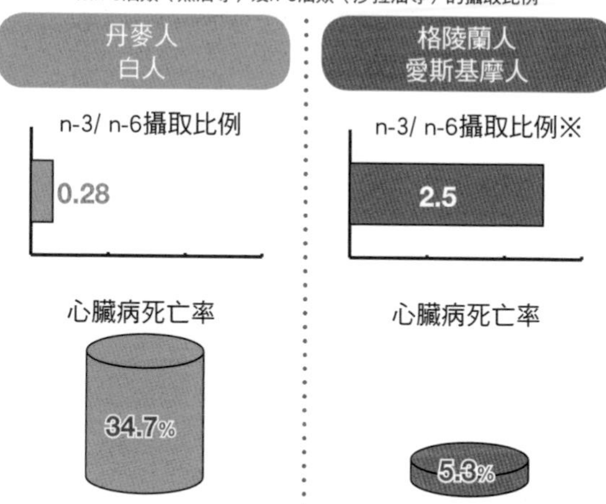

通過腦中一個名為「血液腦關門」的關卡到達腦部，讓腦神經傳遞能夠順利運作。DHA在提高老年人的認知能力、促進孩童智能發展及預防憂鬱症狀等的功效也相當受到關注。

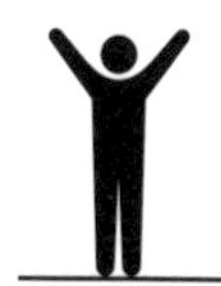

EPA能讓血管順暢、血液清澈。

DHA則能抵達腦部，確保神經運作順利。

哪些魚的魚油較多？

若想要EPA或DHA真正發揮功效，建議兩者每天的攝取總量為1g以上。

海外各國也相當清楚魚油的健康成效，如美國食品藥物管理局（FDA）便建議EPA及DHA每天的最高攝取量應為3g。藥局更售有許多寫著「Fish oil」的保健食品。

但依照不同的魚種，EPA及DHA的含量可是相差甚遠。

富含油量的魚種為鰤魚、秋刀魚、沙丁魚、白帶魚、鮭魚及竹筴魚等。

鮭魚及鮭魚卵除了有EPA及DHA外，更帶有具抗氧化作用的色素——蝦紅素（Astaxanthin），因此相當適合用來對抗老化。

舉例來說，若想要攝取1g的EPA及DHA，其份量相當於30～40g的鰤魚、秋刀魚、沙丁魚或鮭魚，大約是等同手掌大小的魚塊。

但要請讀者們特別留意，鮪魚等大型魚類體內可能囤積有汞等重金屬有害物

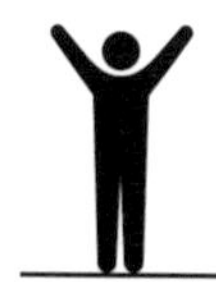

EPA及DHA的最佳攝取量大約是一份手掌大的青魚魚塊。吃下整條小魚，更能同時攝取到鈣質及鐵質。

魚肉中的DHA、EPA含量

（資料來源：日本文部科學省食物成分數據）

單位：mg/每100g可食用的（生）魚肉部位

魚種	DHA	EPA
黑鮪魚（赤身）	120	27
黑鮪魚（腹部）	3200	1400
南方黑鮪（赤身）	7	2
南方黑鮪（腹部）	2700	1300
日本鯖魚	700	500
鰹魚（春季捕獲）	88	24
鰹魚（秋季捕獲）	970	400
沙丁魚	1300	1200
竹筴魚	440	230
秋刀魚	1700	890

質。若是要作為每天攝取的魚類，建議可多挑選小竹筴魚、魩仔魚、沙丁魚等，能夠整條食用的魚類。若從頭吃到尾，便可將小支魚骨內的鈣質及魚背上紅黑色魚肉的鐵質一同攝取。

「國民營養調查」指出，每位日本國人的魚貝類及肉類攝取量在2006年時出現逆轉，越來越多人不吃魚。在此我極力呼籲各位，充分攝取魚類，讓EPA及DHA能夠確實地傳遞到全身細胞及神經的每個角落。

魚油能減少過敏。讓胰島素發揮功效，形成不易胖體質。

在魚油的眾多好處中，請各位務必牢記「能夠抑制體內發炎」這項功效。許多忙碌的現代人會選擇市售熟食中的油炸物或熱炒料理來滿足五臟廟，但製作這些菜餚時所使用的沙拉油中，富含一種名為「亞麻油酸（Linoleic Acid）」的脂肪酸，而亞麻油酸會在體內形成「花生四烯酸（Arachidonic Acid）」。當體內出現過多花生四烯酸時，便會開始阻礙免疫細胞運作，增加罹患異位性皮膚炎、氣喘、動脈硬化的風險。

然而，**在魚油中，特別是EPA具備能夠對抗花生四烯酸，抑制體內發炎的特性，抵擋花生四烯酸對人體帶來的危害**。在過去日本人的飲食習慣中，每天三餐中至少會出現一次魚料理，但如今隨著魚類攝取量的減少，讓我們合理懷疑這樣的趨勢造成過敏患者不斷增加。

更有研究實際將23名的異位性皮膚炎患者分成兩個群組，其中一組每天服用含有1．8gEPA的膠囊，與未服用膠囊的群組相比發現，經過12週後，每天攝取EPA的群組患者在皮膚癢及敏感症狀的表現分數皆出現明顯下降〔6〕。

不僅如此，魚油還能提高胰島素敏感性，降低罹患糖尿病的風險。針對47名肥胖男性（平均年齡46．5歲）進行血液中EPA及DHA濃度調查後得知，EPA及DHA濃度較高群組的胰島素敏感性也較佳，空腹時的胰島素濃度較低、血壓也較低外，被作為發炎指標的CRP濃度也相對較低〔7〕。由於胰島素具有能將糖分轉換成脂肪儲存的功能，因此當胰島素確實發揮功效時，就表示能抑制體內分泌過多的胰島素，讓人維持在最佳體態。

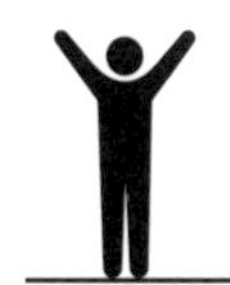

魚油能減緩過敏症狀！
同時可改善糖尿病患者相當在意的指標數值。

習慣6

每天攝取發酵食物。隨時備有納豆、味噌及漬物

習慣6所要做到的，是「每天攝取發酵食物」。

請各位養成每天確認，

「今天是否已吃過納豆、味噌、漬物及優格等，其中任一項食物」的習慣。

特別是對女性相當好的大豆中，不僅含有大豆異黃酮，

大豆蛋白、大豆卵磷脂等各種健康成分的含量更是豐富。

但考量大豆較不易被人體消化吸收，

因此若要營養素確實在體內產生功效，

建議各位攝取味噌、納豆等「經過發酵」的食物。

此外，日本人自古以來便相當熟悉的漬物中，

除了含有乳酸菌外，更同時存在膳食纖維，是相當好的食物。

腸道環境的好壞可是會對情緒及精神狀態帶來影響。

維持健康的腸道更可讓你我培養出「高抗壓性」。

味噌、納豆有益腦部

日式料理相當受到推崇的一點在於能夠攝取到大量的發酵食物。除了味噌、醬油、納豆外，柴魚片也屬發酵食物。

而在發酵食物中，可稱為日本女性好夥伴的，就是味噌與納豆了。

用來製作成味噌與納豆的大豆原料中，含有大量能緩和更年期症狀，抑制肌膚與血管老化的大豆異黃酮，以及抑制內臟脂肪囤積的大豆蛋白。因此便有人認為，日本人的乳癌罹患率較低、女性更年期症狀較歐美人士輕微，是因為大豆異黃酮帶有如女性荷爾蒙的雌性激素般功效。

此外，發酵食物對腦的幫助也備受關注。

大豆脂質中所含的「大豆卵磷脂」當被人體吸收後，便會形成進行腦部資訊傳遞時，神經細胞相當重要的材料，能夠改善記憶力及學習能力在隨著年齡增長逐漸衰退問題。換言之，大豆卵磷脂具有維持腦部活力的功效，也因此大豆被稱為

「健腦食物（Brain Food）」。

大豆雖是非常好的抗老化食物，卻不太容易消化吸收。但若是經過發酵的味噌及納豆，由於蛋白質已被分解、大豆異黃酮的部分糖分也已消失，轉變成更容易被吸收的型態。

另一方面，納豆中所含的蛋白質分解酵素「納豆激酶（Nattokinase）」能夠溶解血栓中，纖維蛋白（Fibrin）這項主要成分，讓血栓不易形成。再者，納豆菌除了可抵抗胃酸，到達腸道外，還能夠殺死對好菌有害的活性含氧物，提供好菌生長養分，努力營造出良好的腸道環境。

對於希望自己年輕有活力的讀者們，請務必每天攝取有益身體健康的納豆。我本身也會在每天午餐時，享用一盒納豆。

大豆卵磷脂能改善記憶力及學習能力。
味噌及納豆等「經過發酵」的大豆吸收率較好。

喜悅情緒及行動力皆來自腸道

方才雖然已提到納豆能夠整頓腸道環境，但在我們正在研究的抗老化醫學中，目前最熱門的話題之一就屬「腸道環境」。腸道不僅是身體內最大的消化器官，更是主宰「免疫力」，讓人體能對抗疾病及發炎的臟器。

此外，**腸道佈滿許多神經細胞，因此又被稱為人體的「第二大腦」，甚至會對你我的情緒及精神狀態帶來影響。**

根據經驗顯示，有慢性腸道問題的人在精神層面上多半較容易焦慮。另有調查研究指出，**會引起腹瀉、便祕、脹氣等症狀的大腸激躁症（Irritable Bowel Disease，IBS）患者中，有8成的人更是深受焦慮症及憂鬱症所苦。**

還有一項實驗是讓12名健康女性每天飲用28次含有好菌的益生菌飲料，前後為期4週，另一群組的女性則是以相同方式飲用牛奶。在實驗進行前後分別讓受驗對象觀看面露恐懼或憤怒之人的照片，同時掃描腦部，發現有攝取益生菌的群組在看到面露恐懼表情者的照片時，反應變小，讓研究人員做出了攝取益生菌能強化腦部承受壓力的結論〔8〕。

神經傳導物質「血清素（Serotonin）」能讓精神處於穩定狀態，有95%的血清素皆由腸道細菌製造。另一方面，腸道還可合成約40種的神經傳導物質，數量幾乎等同腦部，因此更有人認為，**人類的情感情緒是由腸道所形成**。

日本自古以來也有像是「あの人が腹がすわっている」、「腹をくる」（皆為下定決心之意），由腸胃所衍生的用詞表現。而在美國，意指「消化道」的英語「gut」更帶有「勇氣、毅力」之意，不禁讓人感到興味富饒。

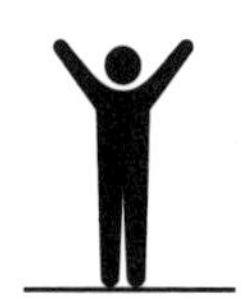

腸道是人體的第二大腦，幾乎所有的血清素皆由腸道細菌製造。一旦腸道出現不適，便可能形成憂鬱情緒。

便祕會加速老化

就讓我們盡可能地將與全身抗老化息息相關的腸道環境維持在良好狀態。只要健康的腸道能發揮功效，**吃下肚的食物正常會在16小時內排泄出來**。若每天能排出1次如香蕉形狀的糞便，建議各位務必積極維持這樣的習慣。

然而，隨著年齡增長，腸道也會老化。

年過40後，小時候體內為數眾多的好菌——比菲德氏菌會開始減少，壞菌——產氣莢膜梭菌（Clostridium Perfringens）則會增加。

當能促使糞便排出的腹壓下降，大腸蠕動變弱，就會出現排便困難的情況。一旦生活節奏被打亂，腸道的運作也會立刻變亂。

腸道環境不佳時，自己也能從「口臭」察覺變化。遇到便秘時，老廢物質會從大腸重新被血液吸收，透過呼氣排出體外。

這時也可能會出現肚子脹氣、放屁或糞便很臭的情況，需特別注意，因為這些都是腸內菌叢失衡，壞菌增加的徵兆。

若讓便秘情況持續發生，大腸內就會長期囤積糞便。**當糞便中所含的致癌物質與腸黏膜長時間接觸，將可能提高罹患大腸癌的風險。**不僅如此，理當排出的老廢物質若滯留體內，也會讓全身代謝變差，容易肥胖，甚至使肌膚粗糙等皮膚問題久久無法改善。

想要預防便秘，我建議讀者們務必同時攝取帶有好菌的發酵食物及能讓好菌數增加的膳食纖維。

在日式料理中，被作為配菜的漬物便同時含有乳酸菌及膳食纖維，可說是對人體相當有幫助的發酵食物。優格因為不含膳食纖維，因此建議可與果乾、蘋果或香蕉等新鮮水果一同食用。

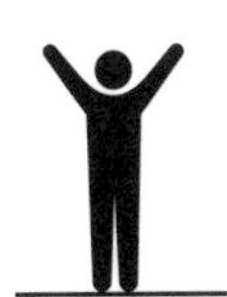

當腸道環境不佳時，可從「口臭」及「糞便味」察覺。在攝取發酵食物時，建議一同補充膳食纖維。

習慣7

只攝取好油

習慣7是只把好油吃下肚。

椰子油、亞麻仁油…最近好多油都蔚為話題，

但不知讀者們是否因哪些油是「好油」，哪些油又是該避免攝取的

「壞油」，而感到混亂不已？

其實，目前對於「油」的看法正出現重大轉變。

經研究後發現，與過去被視為「壞東西」，應避免攝取的奶油、豬油

等動物性脂肪相比，沙拉油中所富含的亞麻油酸反而會引起體內發炎

等，存在著諸多壞處。

各位是否在不自覺的情況下，攝取過多會讓身體變差的油？

現在正是讓我們好好彙整與油相關的資訊，

讓自己擁有能每天選擇對身體有益之油的能力。

從今天起向壞油說不

若聽到「植物性油與動物性油，到底哪個才是有益健康的好油？」的問題時，相信大多數的人都會回答「植物性油」吧！1950年代後，隨著大豆油等沙拉油的量產技術進步，業者大舉投入「『亞麻油酸』有益健康！」的宣傳活動。這不僅讓人造奶油普及，沙拉油更成了日本中元節（7月15日）贈禮的最佳選擇。

但根據最新研究發現，**與有著負面評價的動物性油相比，沙拉油中的亞麻油酸反而存在更大問題**。正如同76頁所提到，當亞麻油酸代謝，形成花生四烯酸時，會在體內引起發炎。雖然花生四烯酸是人體所需成分，但其實現代人並沒有攝取不足，反而多半攝取過量的情況。這裡所指的發炎，就如同被蚊蟲叮咬時的「紅腫」、「疼痛」、「發熱」症狀出現在全身各處。當不同臟器出現發炎時，病名會隨之改變，分別被稱為肝炎、腎炎、關節炎、動脈硬化等。

我們更深知，一旦亞麻油酸持續引起發炎，將會容易讓身體出現老化及罹患疾

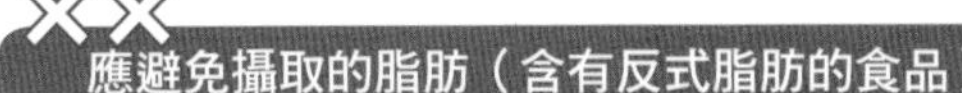

應避免攝取的脂肪（含有反式脂肪的食品）

酥油、人造奶油、沙拉油、
使用上述油類的糕點餅乾、奶油球

應減少攝取量的脂肪

亞麻油酸

可適量攝取的好脂肪

動物性脂肪
（豬油　、牛油、奶油）

有益身體的好脂肪

魚油、椰子油、橄欖油、
酪梨油、芝麻油

病。

而負責解決此問題的，就是EPA及DHA等「n—3」油類。然而，現代人趨向西方飲食，n—6油類與n—3油類的攝取比例更達5：1。換個比喻來形容，這就好比只有1個消防員在對抗著5個縱火犯。若想避免身體再出現更多的發炎，從今天起就必須盡可能地向壞油說不。

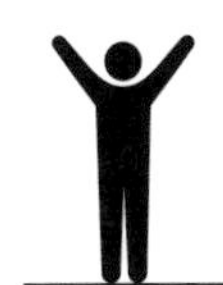

注意別攝取過量的植物性沙拉油！
有時動物性油會比植物性油來得更好。

留意潛藏於加工食品的「植物性油脂」

「反式脂肪」是絕對要避免攝取的油類。在自然界中存在有1～2％的反式脂肪，屬相當稀少的油類，反式脂肪的最大特徵在於結構和一般脂肪酸完全不同。

脂質除了可形成能量外，更具備生成細胞膜、決定細胞形狀及柔軟度的重要功能。然而，**被歸類為人工脂肪酸的反式脂肪在進入體內後不僅無法被有效利用，更會造成細胞膜變形，甚至被指出帶有致癌性。**

對此，西歐各國開始強化反式脂肪的相關規範，丹麥更自2003年起，全面禁止販售反式脂肪重量比例超過2％的油脂商品。反觀，**日本不僅沒有制定反式脂肪規範，商品更無需標示出相關資訊，**與世界完全脫節的情況讓我們只能根據自我判斷來聰明選油。

反式脂肪其實也大量存在於精製植物油（炸油、沙拉油）、人造奶油、酥油、市售吐司、麵包、糕點餅乾、巧克力及冰淇淋中，因此需特別留意。速食類的薯

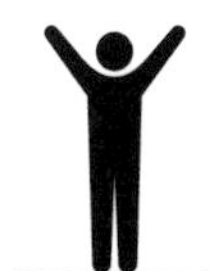

反式脂肪會導致細胞膜變形！

市售的糕點餅乾可能含有高濃度反式脂肪。

含有「植物性油脂」的巧克力商品成份表範例

●品名：巧克力
●成份：砂糖、可可塊、全脂奶粉、可可脂、植物油脂、乳化劑（大豆由來）、香料

不含「植物性油脂」的巧克力商品成份表範例

●品名：巧克力
●成份：砂糖、可可塊、全脂奶粉、可可脂、（大豆）卵磷脂、香料

選擇

不含植物性油脂的產品！

條、炸雞，以及可樂餅、炸魚等配菜也同樣存在反式脂肪。當成分表中有寫到「乳瑪琳」、「人造奶油」、「酥油」、「植物性油脂」、「動物性油脂」，就意味著該商品可能含有高濃度的反式脂肪，這時就要相當小心。

椰子油是腦細胞的救星！

最近蔚為話題的椰子油雖然和肉類油脂及奶油一樣，屬於在室溫下容易凝固的「飽和脂肪酸」，但與豬油等油類所含的長鏈脂肪酸相異之處，在於椰子油含有豐富中鏈脂肪酸，是具備特殊功效的油類。長鏈脂肪酸會透過淋巴管緩慢地前往靜脈、脂肪組織、肌肉、肝臟等部位，但椰子油中的中鏈脂肪酸於腸道被吸收後，就會直接運往肝臟，並有效率地分解成能量。**換言之，中鏈脂肪酸是釋放快，不易累積成脂肪的成分。**

此外，椰子油經肝臟代謝後，會轉換成名為「酮體（Ketone Body）」的物質。酮體更會被運送至腦部，作為神經細胞所需的能量運用。

以治療失智症頗為知名的日本相模原中央醫院針對服用椰子油對失智指數會帶來怎樣的變化進行研究後，發現**「椰子油對治療失智症具有幫助」**（參照下頁圖表）。

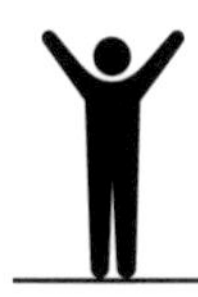

椰子油可改善失智指數！

讓6名患有失智症的門診患者每天飲用3匙椰子油，經6個月後，發現3種智能檢測量表的分數皆有提升，顯示出現改善。其中，長谷川式（HDS-R）及簡短智能測驗（MMSE）若為20分以上，Leben Mx指數達24.9分以上者，即代表可自理日常生活。

p值：若p<0.05，即代表數值在統計學上存在意義。

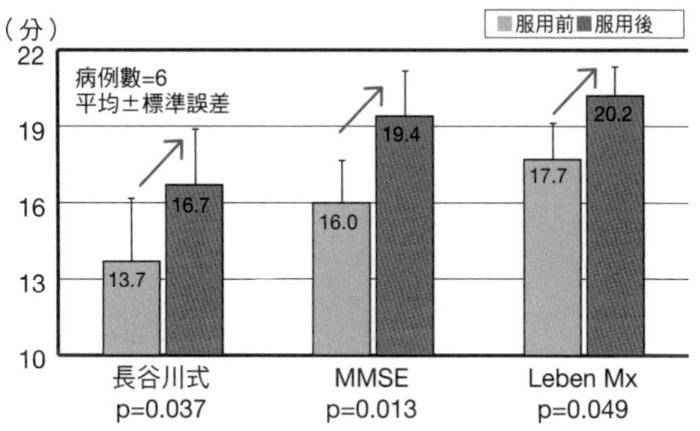

但由於市售椰子油的品質良莠不齊，請各位務必詳讀營養標示。在萃取油分時，一旦溫度過高，就會形成有害的反式脂肪，在此建議讀者們選擇標示有「低溫萃取（冷壓）」或「無加熱萃取」的「特級初榨椰子油」。椰子油就算加熱也不易氧化，因此亦可用來烹煮料理。

椰子油燃燒快，不易胖，能快速轉變為能量。

更有報告指出椰子油有助腦部運作，可改善失智症。

習慣8

別讓壞東西進入體內

習慣8是盡可能地避免壞東西進入體內。

那麼，究竟那些東西是壞東西？

若讀者們想分辨是否「對身體有害」，可將食物放在手上，

並思考「這東西是否原本就存在於自然界」？

前述的人造奶油不同於魚肉類中所含的脂質，

而是以化學方式合成之物。

此外，各位還必須注意，隨著文明愈趨發達，人類在汙染環境後，

所帶來的「汞」、「鎘」、「鉛」、「砷」四大重金屬產物，

因為人體無法代謝掉原本就不存在於自然界的物質。

若想維持健康體態、預防老化，就必須盡可能地避免讓這些物質進入體內，

我想，這才是對自己的身體負責。

重金屬會一點一滴囤積於體內

對日本人而言，水俁病是一輩子也無法遺忘的疾病，因為那是重金屬所引起的悲劇事件。或許是因為1950年代時，人們的環保意識仍相當薄弱，位處沿岸的化學工廠將有機汞排放後，流入了熊本縣的水俁灣。當地居民們在食用了該海域的漁獲後，有機汞開始侵犯腦部及神經系統，並對健康造成嚴重危害。

現代人體內的重金屬濃度雖然不像水俁病如此高，但確實存在著類似問題。對現代人而言，被稱為「四大重金屬」（下頁表格）的汞、鉛、砷、鎘存在於日常生活中，因此很難避免受到影響。這些重金屬會透過呼吸道進入體內、也會隨著雨水汙染土壤、河川及海洋，當你我將受汙染的蔬果、魚類吃下肚後，有害金屬就會囤積於體內。

囤積於體內的重金屬不僅會開始在各個部位引起發炎，更會讓人出現疲倦、過敏、肌膚粗糙、頭痛、肌肉或關節疼痛、麻痺等諸多不適症狀。

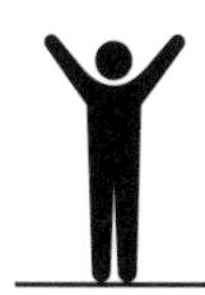

重金屬是會潛藏在體內的劇毒！需減少食用含汞大型魚類的份量及頻率。

主要有害金屬的入侵途徑

有害金屬	入侵途徑
汞	魚貝類、牙科治療材料（汞合金）、柔衣精、防黴劑
鉛	香菸、流經鉛管的自來水、排放廢氣、罐頭、染髮劑、印刷品、塗料、殺蟲劑、乾電池
砷	飲用水、魚貝海藻類、產業廢棄物、土壤、殘留農藥、殺蟲劑、排放廢氣
鎘	香菸、輪胎摩擦粉塵、飲用水、罐頭、農作物、排放廢氣

其中，**經研究證實，汞在進入人體體內後，更會通過血液腦關門，造成腦細胞萎縮。**我們更發現經常食用鮪魚、旗魚等大型魚類者體內較容易囤積汞。由於大型魚類位處食物鏈頂端，以食用中小型魚維生，受到「生物濃縮（Bioconcentration）」現象影響，環境污染物質也相對容易進入體內。

此外，香菸及排放的廢氣中含有鎘、染髮劑含有鉛、農藥含有砷，日常生活中可是潛藏著許多重金屬。

你我都必須知道，不可吃下肚的東西

你我身邊藏有許多相當熟悉，卻屬非自然物質的食物。舉例來說，**甜甜圈在我眼中，堪稱是讓「成人病風險飆升」的食物。**

不僅使用精製過的砂糖，炸油中更含有反式脂肪，經高溫烹調後，反式脂肪增加，並出現「糖化」……。但我們卻以美味為由，讓自己一口接著一口吃下肚。在此，我希望讀者們在將某樣食物吃下肚前，試著思考看看「這是用什麼材料、以怎樣的方式製成」，以及吃下肚後，是否會讓全身的發炎症狀加劇？

此外，我也希望各位別認為標示著「零卡路里」的人工香料就代表「能夠幫助減肥」，進而經常飲用。

近幾年所發表的論文指出，**人工香料可能提高罹患血液疾病的風險。**

此項研究是由美國哈佛大學分析了累積22年以上的數據，發現「每天喝超過一杯以上含有人工香料飲料的男性與未喝者相比，罹患淋巴癌及多發性骨髓癌的機率有攀升趨勢」〔9〕。

然而，即使這些有害物質進入體內，我們的身體還是能自行進行某種程度的解毒及排毒。

努力做到別讓壞東西從外部進入人體，並且讓身體擁有就算累積毒素，也能順利排出的能力。想要達成這些目標，不僅要讓腸道常保健康，更必須積極整頓腸道環境。

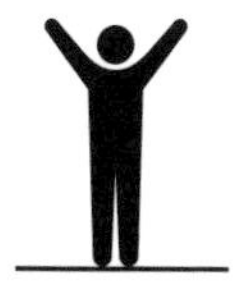

在購買方便食用的食物前，思考看看「這些東西是如何製成」？因為在享受便利的同時，可是必須拿「健康」交換！

Column

以「毛髮分析」掌握有害金屬的累積狀況

進入體內的有害物質中，有6～8成會從糞便排出，2成從尿液排出，其他則會從汗水、毛髮、指甲排出。抗老化醫學會透過這樣的機制進行「毛髮分析」，以毛髮來調查體內所含的重金屬。毛髮是由血液成分中的排泄物所形成，與容易受代謝影響的血液及容易受飲食影響的尿液相比，毛髮檢查的特色在於能夠更正確地掌握有害金屬囤積狀況。

本院的毛髮分析能針對17種有害金屬、22種必要金屬的濃度進行調查。

有害金屬為汞、鎘、鉛、砷、鋁、鎳等，本院甚至曾從持續攝取含農藥糙米及化濃妝的人身上檢測出砷及鎳等有害金屬。

另一方面，本院也能透過必要金屬的分布調查，判斷鋅、鉻、鈷等，抗老化之路上不可或缺的金屬量是否充足。

CHAPTER

3

凍齡運動

習慣9

邊聊天、邊悠閒地跑步

習慣9是「以悠閒的步調跑步」。
各位平常是否有跑步的機會？
回頭看看這幾天中，是否曾經流下大量汗水。
針對人類能夠跑步的意義從根源進行探討的暢銷書之一，『天生就會跑（原文書名：Born To Run、作者：克里斯多福．麥杜格（Christopher McDougall）、木馬文化出版）』中提到，「人類不是因為老化變得無法跑步，而是因為不跑步才會老化」這令人印象深刻的文句，促使著讀者們思考活動身體的重要性。
「運動」與飲食及心理健康一樣，是抗老化三大基礎的重要項目。
根據近幾年的研究更發現，
「邊聊天、邊保持笑臉」地做運動也對抗老化相當有幫助。
來吧！各位！從今天起也來悠閒地動動身體吧！

讓腦細胞增加、脂肪燃燒的腳踏慢運動&超慢跑運動

在年過35後，**就算不動也能燃燒熱量的「基礎代謝率」會開始下滑**。當女性荷爾蒙分泌減少，就會加速肌力衰退，腰間及腹部開始囤積脂肪。雖然自身尚未意識到變化，但肌肉已出現老化。因此在這個時期必須「做運動」，來減緩肌肉減少的情況。

對已過不惑之年的人而言，最有成效的就屬福岡大學田中宏曉教授所提倡的「腳踏慢運動」。這是一項只需準備高約20公分的健身用台階，有節奏地反覆登階下階的簡單律動。以每秒一步的速度，大約進行10分鐘，過程中也可以聽音樂或看電視。

在習慣「腳踏慢運動」，接著就來挑戰「超慢跑運動」。以每一步約10公分的距離，在邊保持笑臉、邊聊天的前提下，碎步超慢跑。若以前腳掌而非腳跟跑

步，還能夠預防膝蓋受到傷害。超慢跑運動不僅是既輕鬆、又能持之以恆的有氧運動，更可發揮相當顯著的功效，如促使主掌記憶，位於腦部的「海馬迴」及決定思維的「前額葉皮質」腦細胞運作，增加細胞數量。此外，還可促進脂肪燃燒，讓減肥更有成效。從下方圖表中更可看出，同樣是5公里的距離，超慢跑的卡路里消耗量可比走路高出1倍。

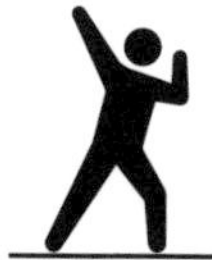

即便不喜歡運動，也能夠持之以恆的慢運動。甚至能增加腦細胞、提高卡路里消耗量，好處多多！

超慢跑運動的卡路里消耗量
是走路的2倍！

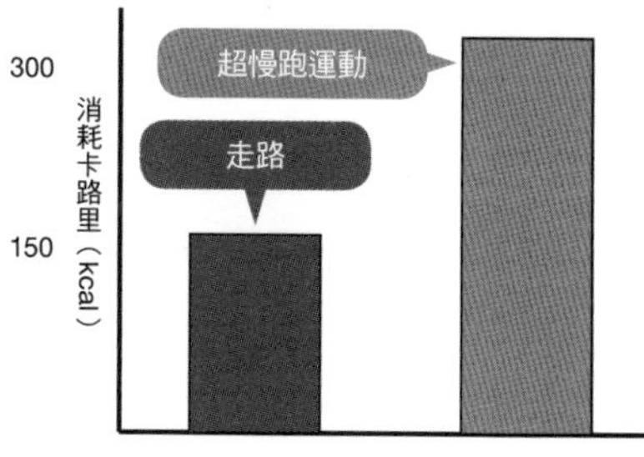

體重60公斤的人走5公里路的卡路里消耗量為150大卡。當相同距離改以超慢跑進行時，卡路里消耗量可達300大卡，是走路的2倍！

根據「腳踏慢運動：瘦更快，活更久，腦力更年輕」田中宏曉 著（時報出版）

習慣10

輕鬆練肌肉

習慣10是試著「練肌肉」。

光聽到「練肌肉」這幾個字，不知各位是否就打從心裡抗拒了？

相信在許多讀者的觀念裡，「練肌肉」非常「辛苦」甚至「難受」，腦海中會浮現體型健壯的男性手舉啞鈴，一臉嚴肅地訓練肌力。

然而，雖說是練肌肉，但若只以「最大極限的5成」施力，也就是能邊面帶微笑的前提下訓練肌肉，同樣能發揮相當成效。

何謂「最大極限的5成」？舉例來說，當你以槓鈴進行手肘屈伸訓練時，若能夠上舉的最大重量為10公斤，那麼就算訓練重量僅有5公斤，仍存在充分效果。

過去必須咬牙苦撐，讓人感到難受的練肌肉方式不僅會傷害肌肉組織，更會形成大量疲勞物質，成為加速老化的原因。

反觀「輕鬆練肌肉」的效果更令人滿意。

透過練肌肉形成讓人回春的荷爾蒙

隨著年齡增長，再加上日常生活中運動量不足，肌肉會變得容易衰老。首先，讓我們來確認看看自己的肌肉狀況。**先以右腳單腳站立1分鐘，接著再以左腳站立1分鐘，過程中需確保不會搖晃失去平衡。其後，在維持單腳站立的同時，微微彎曲膝蓋，確認自己是否能維持這樣的姿勢10秒鐘。**

透過該測試可以讓我們知道，負責維持活力站姿及步伐的豎脊肌（背部肌肉）、臀大肌（臀部肌肉）、股四頭肌（大腿前側肌肉）、腿後肌（大腿後側肌肉）、髂腰肌（連接背骨與骨盆的肌肉）等肌肉群的狀態。若在測試途中會想抓取物品支撐、或是出現身體搖晃等，無法穩定站立的情況，我會建議各位從今天起，開始進行每天10下將雙手伸向前，臀部向後坐下、抬起的「深蹲」運動。

人們在練肌肉後，肌肉中會分泌名為「鳶尾素」的荷爾蒙。據研究指出，鳶尾素不僅能增加容易燃燒脂肪的「棕色脂肪細胞」，更可強化骨骼〔10〕。

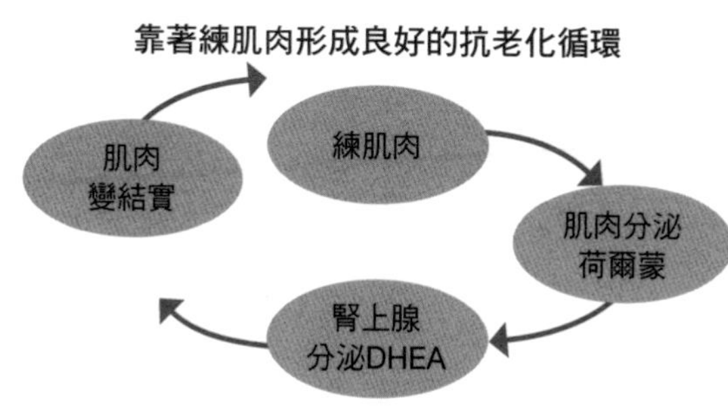

當身體處於運動狀態時，有著『抗老化荷爾蒙』之名的DHEA分泌也會隨之旺盛。DHEA是形成肌肉、帶來動力的男性荷爾蒙（女性體內也會分泌男性荷爾蒙）、維持美麗肌膚與活力的女性荷爾蒙，以及保持年輕的生長荷爾蒙所需的組成材料。當DHEA分泌增加，這些荷爾蒙的分泌也會變得旺盛，形成良好的抗老化循環。

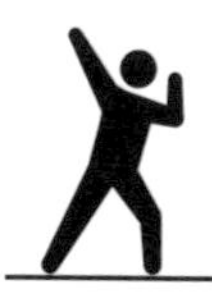

練肌肉可增加脂肪燃燒細胞的荷爾蒙，以及增加恢復年輕活力的荷爾蒙分泌。

不用上健身房，就能擁有回春&燃燒脂肪效果？

前頁中所提到的抗老化荷爾蒙「ＤＨＥＡ」大部分來自腎上腺，但現代人因承受精神壓力及身體處於疲憊狀態，導致腎上腺被過度使用，許多人甚至出現ＤＨＥＡ分泌變差的情況。

而運動的好處之一，在於能夠減輕讓腎上腺疲乏的壓力，並帶來明顯的放鬆效果。

人類很難一心二用，因此運動才會如此有效。即便心中有煩惱之事、滿腦子都是負面想法，只要動動身體，在不知不覺中心情便會開朗，重新整理情緒。

想要保有年輕、增加肌肉、燃燒脂肪，當讀者們腦中出現這些想法時，可不用想著「加入健身中心」、「購買運動專用行頭」或是「是否該買台健身器材擺在家中」。**各位只需以正確姿勢競走，同樣能夠訓練到保持良好體態的核心肌群。**

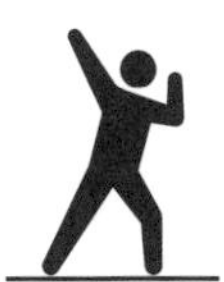

既不用上健身房，也不用買裝備，更不用刻意空出時間！只要「把腳踏車當成代步工具」，就能夠保持年輕活力。

能夠同時訓練保持年輕活力的兩大肌肉群！

髂腰肌
不僅是連結上半身及下半身的深層肌肉，更是維持年輕體態的重要部位。
股四頭肌
人體中最大塊的肌肉。訓練股四頭肌能為燃燒脂肪、分泌荷爾蒙帶來既快速、又顯著的成效！

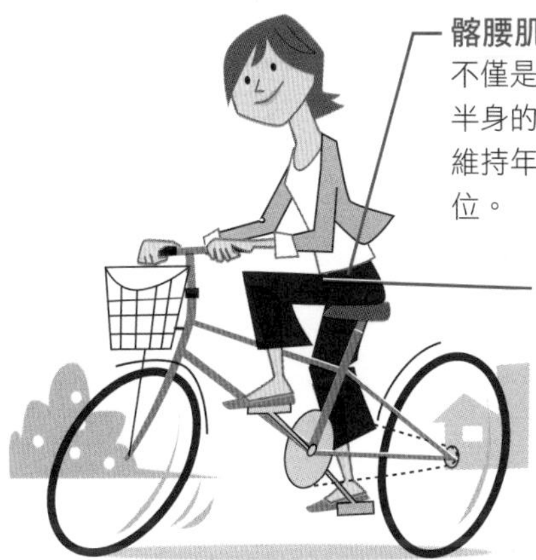

此外，日常生活中能夠輕鬆執行的，就是騎腳踏車了。在天氣晴朗之日，邊欣賞風景、邊騎乘腳踏車是多麼愜意啊！若刻意選擇坡道，努力踩著腳踏車，不僅可讓大腿前側的四頭肌及骨盆處於正確位置，更能大大刺激維持優美姿勢的關鍵部位——「髂腰肌」。再者，騎腳踏車屬有氧運動，因此還能增加脂肪燃燒旺盛度。

習慣11

養成每天做伸展操

習慣11是將「伸展操」作為每天的必做功課。
說到伸展，各位或許就會想到「伸展肌肉，讓肌肉變柔軟」，並疑惑著「這又和抗老化有何關係」？
然而，肌肉是否處於柔軟狀態可是會對姿勢帶來相當影響。
你所展現的姿勢，將決定他人對你的第一印象。
若胸膛前傾、曲腰駝背導致肌肉定形的話，那麼就算穿著再怎麼講究，也只會充滿老態。反觀，女性只要挺胸並打直腰桿，便可充滿年輕活力，並讓人感受無比魅力。
此外，駝背還會經常性壓迫內臟，是相當不好的姿勢，當身體習慣這樣的姿勢，甚至會導致胃部不適及便秘。
若能每天養成做伸展操，不僅血液循環改善，氧氣及營養也能夠輸送至身體每個角落，為預防老化帶來幫助。

每天進行自我伸展操。每月尋求一次專業指導

當各位看見自己在不經意情況下拍攝的照片時，是否曾受到驚嚇？即便努力地讓體態隨時維持在最佳狀態，但只要一個放鬆，就會立刻打回原本的姿勢。此外，**不論是什麼人都能夠前後左右地彎曲身體**，但是若完全不活動筋骨，隨著年齡增長，能夠彎曲的幅度也會越來越小。

能讓自己擁有伸縮自如的優美體態，以及對放鬆僵硬身體相當有效的，就是伸展操了。透過左頁的四個動作，就能伸展全身各處。讀者們可在每天晚上洗完澡後，進行3分鐘的伸展操。

我同時相當建議，**各位可以每月一次的頻率，前往能指導伸展操的美容院或整體院**（譯註：日本透過人手或工具，對人體筋骨、關節或肌肉進行矯正、調整之機構）**確認身體狀態**。透過專業人士的幫助，協助自己發現身體上不易察覺的特定姿勢以及應特別伸展的部位。

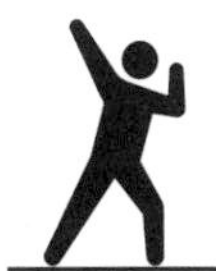

每天沐浴後的四步驟伸展操，可以矯正你一天下來因不良姿勢所累積的疲勞痠痛。

睡前三分鐘的自我伸展操

伸展下半身 ❶

腳底合掌，以雙手把腳拉靠近大腿內側。上半身向前傾並維持20秒。

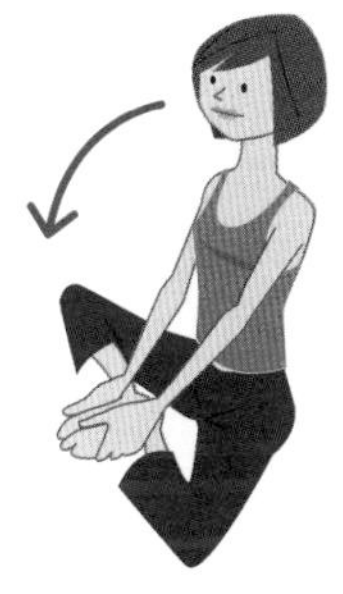

伸展下半身 ❷

雙腳打開，上半身向前傾，雙手盡可能地向前伸並維持20秒。

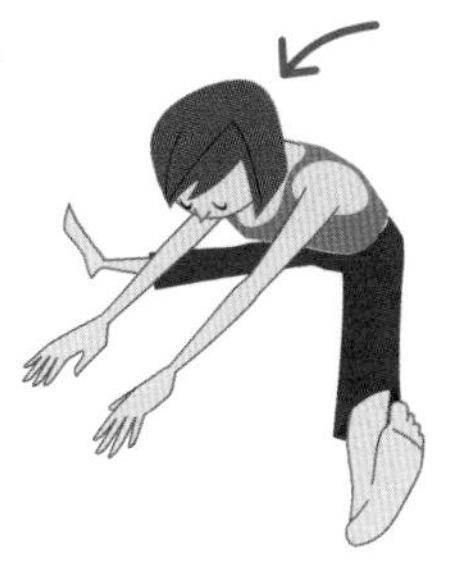

伸展上半身 ❶

雙腳打開，將左手舉過頭，上半身向右傾斜，右手則盡可能地伸向左腳並維持20秒。另一側也以相同方式伸展。

伸展上半身 ❷

雙腳伸至前方，膝蓋彎曲坐下。以雙手向後支撐，讓上半身後傾，同時前後左右地轉動頭部。

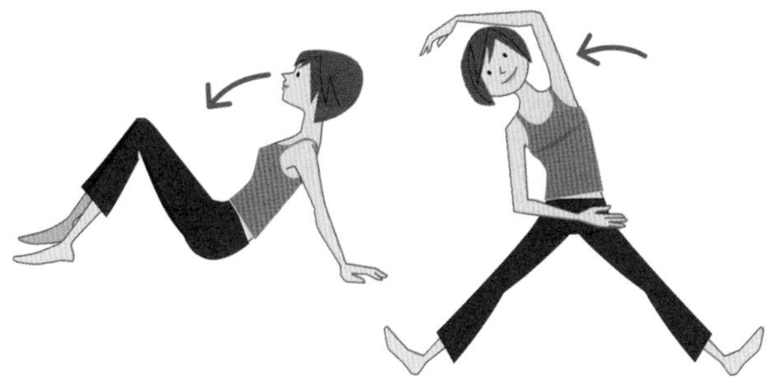

每天多次腳趾伸展

建議各位在運動時也要注意一下「腳趾頭」。**當你光著腳時，是否能撐開腳趾頭，做出剪刀、石頭、布的動作？**這個測試可以看出腳趾頭的力量及柔軟度。若你能控制每根腳趾頭做出想做的動作，那麼在站立時，便能控制腳底抓附地面。然而，若你無法以腳趾頭做出剪刀、石頭、**布，就表示拉動腳趾頭的肌力開始衰退。走路或跑步時甚至較容易出現身體搖晃，腳裸及膝蓋疼痛的情況。**各位若能在每天起床時、沐浴後，甚至穿襪子及就寢前伸展腳趾頭，那麼將可藉機鍛鍊腳趾肌力。

此外，慎選運動時包覆腳趾的運動鞋也相當重要。

讀者們或許都會認為，只要鞋底夠厚，避震效果佳的鞋子就不會造成腳部疼痛，但這類鞋款的設計會讓腳跟先著地，增加膝蓋受傷的風險。根據最新運動醫學研究指出，**穿著鞋底較薄的鞋子時，腳底前半部（前腳掌）會先著地，可減少**

膝蓋受傷情況。這種腳底著地的方式更被福岡大學運動科學系的田中宏曉教授命名為「前腳掌著地法」。

若搭配穿著五趾襪，更能清楚感受到光腳的感覺及腳趾律動。此外，義大利業者更售有底部輕薄，款式多樣的五趾襪，深受我的喜愛。

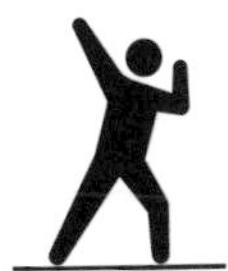

能夠抓附地面，維持身體平衡的「腳趾肌力」。從40歲起，開始改穿「五趾襪」吧！

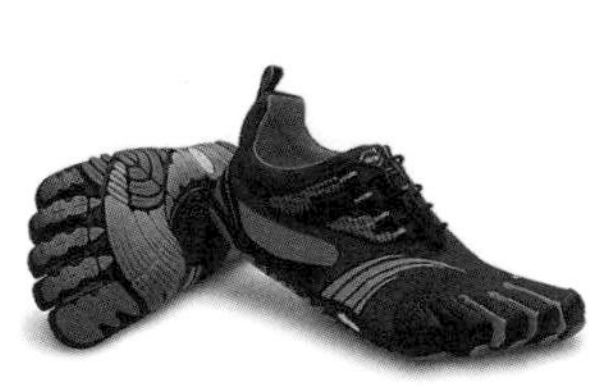

經過強化的支撐力讓人穿著起來相當舒適，更可同時改善拇趾外翻。
「KMD SPORT LS」
洽／Barefootinc Japan
☎ 03-3479-3102
https://www・barefootinc・jp/

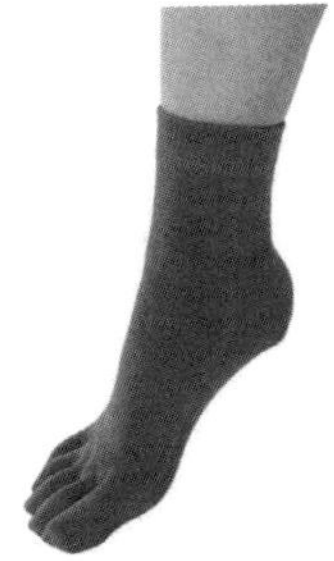

義大利Barefootinc公司所推出的五趾襪。腳底及腳趾都能自由活動。
「Comfort Support Socks」
洽／Sanwa Health Design
☎ 03-3835-0183
https://www・sawhde・com

Column

常動的人較容易維持健康。利用做家事來練肌肉吧！

最近我們已經得知，若改掉運動不足的習慣，將可為健康帶來許多幫助。

美國針對5萬277名的女性進行調查研究，發現維持坐姿的時間越長，罹患第二型糖尿病的風險就會越高。其中，若每天看電視的時間增加2小時，罹患糖尿病的機率將增加14%，但相反地，若每天步行時間增加1小時，罹病率將可降低34%。另一方面，若是做家事等，每天在家中站立、行走活動的時間增加2小時，將可降低12%罹患糖尿病的風險〔11〕。

或許我們可選擇別仰賴吸塵器，偶爾以抹布擦地。我則是會每天擦拭玄關的台階，除了能達到運動效果外，還能讓心情舒爽，整個人都開朗了起來。

除此之外，養成「能夠動身體」的興趣是個不錯的選擇。我推薦各位能夠療癒心靈的園藝。在澆水、蹲下拔草的同時，不僅能揮灑汗水，更能獲得運動效果。

CHAPTER

4

凍齡睡眠

習慣12

與就寢時間相比，起床時間更重要

習慣12是「為了優質睡眠，重新審視起床時間」。

年過40後，明明很睏卻無法入睡、半夜容易醒來等睡眠問題會開始增加，因此如何下功夫，讓自己擁有良好睡眠品質就顯得重要。睡眠好壞除了會對腦部帶來影響外，更是全身健康與否相當關鍵的因子。人體內有種名為「日夜節律（Circadian Rhythm）」，以24小時左右為一個週期的節律變化。各式各樣的荷爾蒙會在一天的時間內負責調節身體狀態。在眾多的荷爾蒙種類中「血清素」及「褪黑激素（Melatonin）」這兩種荷爾蒙對睡眠更是重要。

血清素能讓身體充滿動力，褪黑激素則能將身體帶入睡眠。

此外，褪黑激素會依早上起床的時間，來決定夜晚何時分泌。

換言之，若想擁有優質睡眠，就需特別著重「起床時間」。

讓『好眠荷爾蒙』的分泌出現高峰

促進夜晚能有個舒適睡眠的褪黑激素大約會在早上起床的14個小時後開始分泌，分泌更會在其後2小時達到高峰。

褪黑激素的分泌與光線有著密切相關。若早上7點曬曬日光，視網膜會朝位於腦部的「生理時鐘」傳遞訊號，按下體內的時鐘開關。接著來到晚上11點時，身體會分泌出大量褪黑激素，讓人產生睡意。

褪黑激素除了能提高免疫力，還可消滅促進老化的活性含氧物，但年紀越大，分泌量也會隨之減少。若想下點功夫，讓褪黑激素的分泌量增加，建議各位每天早上於固定時間起床，並立刻打開窗簾，充分接受太陽光的洗禮，這將會比什麼都來的有效（參照136頁）。

另一方面，**在睡眠過程中，負責代謝脂肪、修復肌膚及組織的「生長荷爾蒙」也會出現集中性的分泌**。自古有云「一瞑大一寸」，我們雖然都非常清楚知道，生長荷爾蒙是孩童肌肉及骨骼成長不可欠缺的荷爾蒙，但對成人而言，卻同時也是細胞每天新陳代謝所需的關鍵物質。特別是深夜12點左右，生長荷爾蒙的分泌會來到高峰，因此若想消除身體疲勞，提高修復成效，建議各位盡可能地在這個時間內於床上躺平。

順帶一提，我平常的生活作息為清晨4點起床，晚上9點就寢，早晨呼吸著空氣新鮮，可是一天中最棒的事。

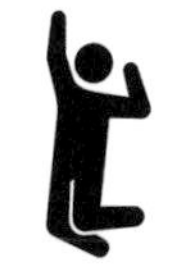

調整生理時鐘及就寢時間，
讓主宰睡眠及細胞修復的兩大荷爾蒙能夠順利分泌！

深度睡眠能清除腦中的老廢物質

熟睡一覺同樣可為預防腦部老化帶來莫大幫助。

根據最新研究指出，「睡眠能夠排出腦內的老廢物質」，更被認為能揭密阿茲海默症等眾多腦部疾病，並對治療帶來貢獻，因而受到關注〈12〉。

這是由美國羅徹斯特大學（University of Rochester）醫學中心負責人內德加博士（Dr.Maiken Nedergaard）的團隊所進行的研究。研究人員發現，腦部其實存在著能將老廢物質排出的特殊機制。

一般而言，體內已存在透過淋巴液排放體內老廢物質的系統，但由於腦部有著避免異物混入的獨特屏障，因此淋巴系統的運作並未含蓋腦部。然而，現在能夠透過最新技術，觀察活體動物的腦部狀態。研究人員在觀察了結構與人類相仿的家鼷鼠腦部後，發現腦脊髓液會在睡眠過程中流進腦細胞內，沖洗並排出老舊蛋白質。在研究過程中更發現，這個「清掃機制」在睡眠過程中的活性是清醒時的

10倍。不僅如此，睡眠時的腦細胞會收縮到只有6成大，產生的空間讓更多的腦脊髓液得以流入，提升腦部的清掃效率，而這個機制在深度睡眠時最為活躍。

順帶一提，我本身非常喜歡使用智慧型手機的免費APP軟體「Sleep Time」來掌握自己的睡眠狀況。「Sleep Time」**是透過手機等裝置所具備的動作感測器來監控翻身次數等，藉以了解睡眠深度及睡眠循環狀態。**相當推薦各位也透過運用這樣的APP，客觀地掌握自我睡眠狀態。

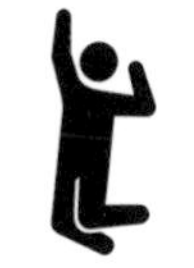

深度睡眠能啟動腦部清掃作業！
甚至有機會解開失智症等腦部疾病之謎？！

有助深度睡眠的「甘胺酸」

能夠促進有助肌膚及全身組織修復的「生長荷爾蒙」分泌，幫助老廢物質排出、預防腦部老化…若想在睡眠的同時得到這些健康成效，就必須讓自己擁有深度睡眠。

在促進深度睡眠的眾多方法中，我最近特別注意名為「甘胺酸（Glycine）」的胺基酸。

甘胺酸是構成肌肉及皮膚的一種胺基酸，除了身體本身會自行製造外，扇貝及蝦子等食物中也含有豐富甘胺酸。

甘胺酸同時也具備神經傳導物質的特性。維持肌膚彈力的膠原蛋白中，更含有33％的甘胺酸。不僅如此，甘胺酸還能夠形成體內抗氧化物的麩胱甘肽（Glutathione），以及轉變為肌肉能量的肌酸酐（Creatinine）等物質。

根據研究指出，甘胺酸具有「迅速讓深層體溫下降，幫助入眠」的效果〔13〕。在進入睡眠時，深層體溫會隨之下降，若下降速度越快，就表示越熟睡，睡眠品質也相對較佳。

由於甘胺酸屬有甜味的胺基酸，因此也被作為甜味劑使用，做成保健食品時，也相當易於服用。

此外，同為膠原蛋白組成成分的甘胺酸更被期待能製造出膠原蛋白。**在補充保健食品時，建議各位可與膠原蛋白形成時不可或缺的「維生素C」一同服用，相信將能帶來美肌效果。**

膠原蛋白除了能改善膚質，還能幫助血管順暢及骨骼強健，對預防老化帶來貢獻。

胺基酸之一的甘胺酸有助深度睡眠。

在與維生素C的相互搭配下，還能讓肌膚及血管回春。

睡眠不足會提高肥胖、罹患生活習慣病風險

經過許多國家的研究，我們已經得知**優質的睡眠能形成「不易胖、與生活習慣病絕緣」的體質**。

２０１５年加拿大所進行的研究是以５５６０名孩童及孩童父母為對象，調查了孩童的就寢時間、起床時間以及白天感覺睏意的頻率。結果發現，當睡眠時間越長，肥胖的機率就越低，飲食習慣與白天的活動力也較佳，可說益處良多〔14〕。

此外，由英國薩里大學（University of Surrey）所提出，「睡眠不足會對體內基因帶來影響」的研究結果也相當值得關注〔15〕。

該研究是以14名男性及12名女性為對象，在實驗期間的第一週，被驗者們的平均睡眠時間為５．７小時，第二週的平均睡眠時間則拉長到８．５小時。在採集被驗者血液，觀察基因活動後得知，**為期一週的睡眠不足會對７１１種基因帶來**

影響。

這些基因不僅佔人體所有基因數的3・1%，受影響的基因更與發炎、免疫問題及壓力相關。

同一研究也指出，**睡眠不足會打亂生理時鐘，讓控制心臟病、糖尿病及肥胖等代謝的基因活動力變差。**短短一週的睡眠不足就能對身體帶來如此變化，這也讓我們更充分了解到，睡眠對你我健康的重要性。

即便各位目前的血糖值及脂質數值都落在正常範圍，但若長期處於睡眠不足**及睡眠品質不佳的狀態，不僅會打亂糖分及脂質的代謝，更有可能讓健康受到威脅。**

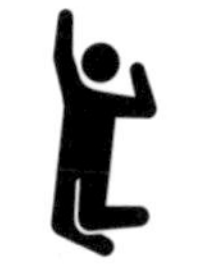

睡眠不足會增加罹患生活習慣病的風險！
更同時是免疫力下降、體內持續發炎的原因。

習慣13

睡前2小時向食物及藍光說再見

習慣13是睡前不吃東西、不接觸藍光。
你在就寢之前，是否會吃喝個什麼？
或是看看電腦、看看電視劇？
正因為白天工作忙碌，因此讀者們在睡前，
一定會想完成許多「今天還沒做的事情」⋯。我非常理解各位的心情，
但為了要讓身體在睡眠過程中得以修復及抗老化，
在睡前2小時就進入『晚安模式』可是相當重要。
若在就寢前進食，除了吃下肚的食物會直接以脂肪囤積於體內外，
更是阻礙生長荷爾蒙分泌的要因。
不僅如此，另有研究明確指出，電腦及智慧型手機的藍光有礙睡眠。
就請各位從今天起，調整一下自己睡前2小時的作息方式吧！

藍光會降低睡眠品質

藍光在部分的使用方式下，會對睡眠造成妨礙。

藍光存在於太陽光線中，是波長介於380～495nm的藍色光線，同時也是電腦及智慧型手機螢幕中所含有的光線。

正如同122頁所提到，**若白天接受藍光照射，藍光會透過視網膜向腦部傳遞訊號，讓腦部做出「明亮」、「白天」的判斷，減少褪黑激素分泌，讓人進入清醒模式**。若想要解決時差問題，曬曬太陽能成為最好的方法也是因為藍光具有強大的清醒作用。

然而，若玩電腦、手機或是看電視到三更半夜，雙眼所接收到的藍光會對腦部傳送「現在是白天」的錯誤訊號，**讓褪黑激素這個促進睡眠的荷爾蒙分泌量減少3成**，降低睡眠品質。

根據英國愛丁堡睡眠中心（Edinburgh Sleep Centre）的研究指出，**「就寢前一**

小時確認電子郵件的話，會讓褪黑激素暫停分泌，清醒效果等同2杯濃縮咖啡」。在此同時，工作上的郵件還會增加壓力，實在是等到隔天一早再確認內容即可。

若讀者們無論如何都必須盯著螢幕看，那麼建議各位配戴可阻絕藍光的眼鏡。

然而，目前已大量普及於辦公及居家環境的LED照明其實也含有藍光。若在睡前兩小時將屋內光線調暗，相信也能幫助入睡。

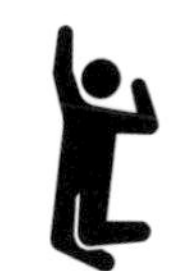

睡前看電視、電腦、確認電子郵件是NG行為。這將會抑制睡眠荷爾蒙「褪黑激素」的分泌。

消夜食物轉換為脂肪的份量可是白天的20倍

不知各位是否聽過，晚上10點至凌晨2點是「養成美肌的灰姑娘時間（Cinderella Time）」的說法。想要擁有優質睡眠，除了要睡滿7～8小時外，「幾點就寢」也非常重要。

晚上10點至凌晨2點這段期間若能進入深度睡眠，那麼將可讓「生長荷爾蒙」這個抗老化成分大量分泌。

另一方面，**就寢前盡可能地避免攝取甜食、碳水化合物及酒精類同樣重要。**會這麼說，是因為這些東西都會在體內累積成脂肪。若晚上攝取糖分，不僅會讓血糖值上升，胰臟也會分泌出用來抑制血糖的胰島素。然而，在睡眠過程中幾乎不需要消費到糖分，**因此胰島素會將血液中多餘的糖分作為脂肪儲存。**

另一方面，在我們的腦部與肝臟中存在著能夠調節生理時鐘，促進脂肪囤積的蛋白質「BMAL1」。**這個「BMAL1」的含量在下午3點過後就會開始慢**

慢增加，並於晚上10點至凌晨2點期間達到高峰。與最少量的下午3點相比，高峰時的含量可是相差20倍之多。這也是為何下午吃些點心零食不會出現太嚴重的肥胖問題，但只要攝取糖分的時間太晚，就容易於體內直接形成體脂肪。

換言之，若各位想維持年輕活力，不想變胖的話，就必須禁口消夜，盡早就寢。或許有讀者會說，「睡覺時如果肚子餓，會無法入睡」，這時我會建議以熱牛奶或香草茶等低糖分食物來果腹。

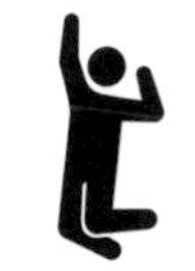

半夜是促進脂肪囤積的荷爾蒙「BMAL1」分泌的高峰！
也是一天當中最容易變胖的時刻。

Column

光線能為身體營造
「起床」、「睡覺」的節律

當人類的眼睛在每天早上接收到太陽光後，腦內的生理時鐘就會重新啟動，因此中午前充分曬太陽較有成效。過了中午後，太陽光就較不具重設生理時鐘的效果。建議常當空中飛人的讀者可以刻意在一早曬曬日光，到了傍晚之後，則配戴墨鏡，阻斷光線進入眼睛，透過刻意的控制照射日光時間來預防出現時差。

最近，一種將光線照入耳內的舒眠機蔚為話題。該款舒眠機來自芬蘭，由於日照時間較短的冬天罹患憂鬱症的患者增加、自殺率也隨之攀升，形成社會問題，促使業者開發出這項產品。非常推薦工作為輪班制、或是常出差海外等，睡眠周期不穩定及工作環境較無法曬到日光的讀者使用。

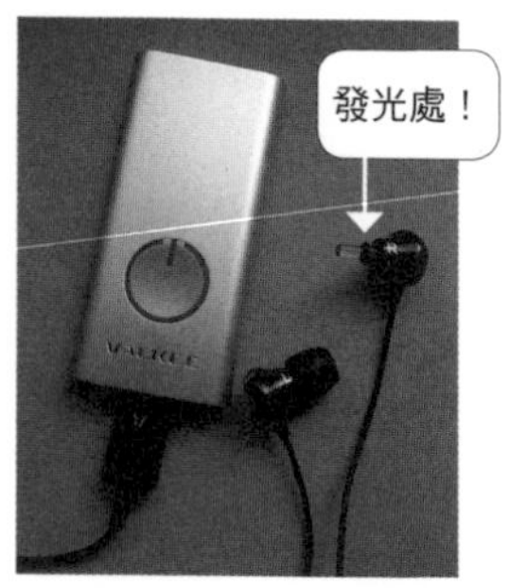

由芬蘭Valkee公司所研發的「Bright Light Headset」（http://valk · jp/）。光線會通過耳部照射大腦。

CHAPTER 5

凍齡思維

習慣14

別對人際關係太認真

習慣14是別對人際關係太認真。
這對個性隨和，總是為他人著想的讀者或許相當有難度。
然而，我們在與人交往之際，不可能隨時讓對方百分之百滿意，
若抱持著這種思維，就能減少在人際關係上的煩惱。
各位務必記住，除了身體所承受的壓力外，
精神上的壓力同樣是造成人老化的主要原因。
中國戰國時代的思想家——莊子有言，
「君子之交淡若水，小人之交甘若醴」。這裡所說的醴，類似甜酒。
賢明之人在與人交往時，會保持適當距離，讓關係平淡似水，
但氣度狹小之人，卻偏好甜言蜜語的親暱關係。
保持適當距離或許是讓自己不會感到疲倦的做人處事之道。

不妨切斷沒有意義的人際關係

當你對人際關係感到疲倦時，不妨從頭整理自己與人的「交往模式」。若你與人的相處順利且擁有良好的人際關係，那麼每天的生活就能非常愉快。然而，與人相處時，一定會出現因過度在意對方而疲憊無比、彼此產生誤會，或是原本就個性不合，甚至出現摩擦，進而增加精神壓力的情況。

這是因為任誰都不想被他人討厭。

然而，**過度恐懼被他人討厭的話，你就可能就必須隨時讓自己八面玲瓏。**即便某些不是非常重要的茶會或聚餐，雖然本身並非真心想出席，但卻還要前往露臉，搞到自己身心疲憊，甚至認為「早知道就別去了」，而感到後悔無比……若演變成如此局面，那麼與人交往除了形成壓力外，還能為你帶來什麼？

此外，對價值觀不合之人唯諾稱是，壓抑自己說出心中真正的想法，若與對方的相處是此般模式，那也只會讓你的壓力不斷累積罷了。

有研究報告指出，**心理壓力會促進引起體內發炎的發炎性細胞激素產生，除了增加罹患憂鬱症風險外，更可能引起心臟病、腦中風、癌症及糖尿病等疾病**〔16〕。

人與人之間的關係會隨著不同的人生階段出現調整，在這過程中所需的人際關係也會有所變化。若今天在審視與某人的關係時，認為「**過去雖然很努力地想維繫彼此的關係，但最近突然覺得好累」的話，不妨順勢結束這些交際，或許會是個明智的決定**。

若感到內心疲憊時，就讓我們當成重新審視「這是否真的是我需要的關係？」的機會吧！

一段關係的結束，也意味著另一段新關係的開始。

心理壓力會引起體內發炎，加速老化。

比起強迫自己與他人交往，不如選擇真正需要的人際關係。

解決被SNS綁架的「數位排毒」

你目前是否有在使用推特（Twitter）、LINE、臉書（Facebook）這類社群網路服務（Social Networking Service;SNS）？有研究調查指出，**SNS的使用者中，5成3的人對SNS感到「厭煩」**（Vol．14全國消費者價值觀調查〔CoVaR〕）。

全世界的任何人都能立刻點入連結、互相交換資訊的SNS的確非常方便，但背後卻存在著「被SNS過度牽制」的問題。無論是私底下或工作上都離不開SNS，讓許多人都曾經有過「隨時都被監視的感覺」，甚至「自己不過是輕鬆地PO文發言，卻引來周遭批判」的經驗，而感到相當無力。

即便如此，還是會有人抱持著「不想跟不上話題」的想法，若不隨時瀏覽社群網站，就會感到不踏實…各位若有出現上述情況，那麼就必須做出SNS弊大於利的判斷。

市場上有份針對花在SNS的時間與體重、飲食習慣之相關性所進行的研究報報告（對象為9858名學生），經調查發現，SNS與體重增加及不健康的飲食習慣（攝取含糖飲料）有顯著相關〔17〕。以促進人與人之間交流為本意的SNS若讓人備感壓力，甚至造成運動不足，那將是相當令人惋惜之事。

當心中感到疲憊時，

●毅然決然地跟SNS說再見

●傍晚之後就關掉電腦及智慧型手機

對現代人而言，這種「數位排毒法（Digital detox）」可是相當有效的恢復方式。無論是食物或資訊過量都非常危險。究竟該如何做出取捨，可是對身心健康存在極大影響。

一半以上的SNS使用者都曾感到「厭煩」。
SNS甚至是誘發體重增加、不健康飲食習慣的原因。

別將「鬱悶」及「牢騷」累積在心中，要不時將這些負面情緒釋放

明明就已經很努力了，卻還是無法得到認同。

明明是很不合理的事情，卻必須強迫自己照做。

一個不經意的錯誤，導致失敗結果。

各位平常都如何面對這類「鬱悶」壓力？

對於不習慣依賴他人的人而言，一般都會自己想辦法解決。然而，若讓自己一直處於鬱悶、焦躁，或是震驚情緒，人們就會認為，「為何無法跨越這點小事」、「這樣悶悶不樂下去可不是辦法」，並開始自我責備。

這時，我們真正必須採取的對策，是讓其他人「代為承受」自己的這些負面情緒。

雖然知道這麼做或許於事無補，但就是想要有個誰來聽聽自己訴苦！當遇到如

此情況時，毫不猶豫地大發牢騷，將能一掃你心中的陰霾。

若向完全不認識的送貨員，或是附近鄰居等，這些和自己遭遇的問題不相關的對象吐吐苦水，很令人意外地，對方一句「這可真是辛苦」、「難為你了」，有時竟能讓自己心情變輕鬆。

話雖如此，對於問題的類型還是要慎選吐苦水的對象。若對方是喜愛八卦之人，那麼說不定會將內容四處散播，最後反而為自己帶來困擾。

因此在發牢騷時，除了冷靜地選擇對象外，還要思考能夠吐露的程度。

這箇中技巧在多發幾次牢騷後，就會越變越上手。

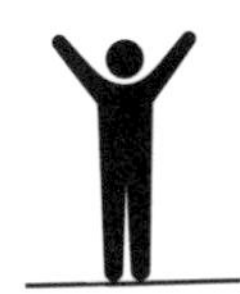

若不將鬱悶情緒釋放，將會開始自我責備。
要謹慎選擇吐苦水的對象。

習慣15

偶爾偷懶一下

習慣15是別害怕讓自己輕鬆及喘口氣。

日本人太過勤勞，勤勞到讓我都不禁想對自己說，偶爾偷個懶吧。據2009年經濟合作暨發展組織（OECD）調查指出，在全球18個國家中，日本人的睡眠時間是僅次韓國，第二短的國家。

當長工時變成常態，壓力就會開始累積。不僅身體會隨之變弱，工作處理能力也會變差，甚至讓壓力不斷增加，形成惡性循環。

從醫學觀點來看，若晚上將工作帶回家中會對健康造成不良影響。當人們一直處於緊張情緒時，更會妨礙睡眠荷爾蒙的褪黑激素分泌，讓睡眠品質明顯變差。反觀，人在一早起床後，體內會分泌名為「皮質醇（Cortisol）」的荷爾蒙，不僅能提升活力，更可減少人所承受的壓力。因此，別在精疲力盡的夜晚做些讓心情沉重之事，這也是讓自己輕鬆的方法之一。

辦公室的閒聊可不是一點用處也沒有

各位是否感覺到職場中面對面的對話頻率越來越低。

現在的企業重視效率，每個員工都負擔著遠超出自己能力的工作量。如果有時間聊天，倒不如多完成一項工作，工作環境可說相當嚴苛。

然而，瞎扯閒聊除了能在無形中讓心情變輕鬆外，其實還能提高工作效率。

從社會心理學角度來看，甚至提出「閒聊能夠提高生產性」的看法。

舉例來說，當聽話者會在無意識的情況下，出現模仿說話者用語及舉止的「鏡射（Mirroring）」時，能夠加深彼此間的搭配成效。

此外，當某位成員心情愉快時，便能將這份正向情緒傳達給其他人，形成「情緒感染」，幫助緩和職場的緊張氛圍。當想要恢復精神時，建議各位可以與心情愉快者聊聊天，相信能有不錯的收穫。

被要求要提出企劃案，但一個人絞盡腦汁仍沒有任何點子。當遇到這樣的情況，有時閒聊反而能夠讓腦中『蹦出』新點子。

這更讓我們意識到，溝通所帶來的影響可是遠超出各位想像。話雖如此，若在職場中與人的對話過度頻繁，有時也會形成壓力。就算只是短短的用餐時間，建議各位還是要撥空走出去，吸吸室外空氣、抬頭仰望天空，以度過一人時光的方式，讓心情煥然一新。

在白天接受太陽光的洗禮時，腦部將能接收刺激，在夜晚充分分泌睡眠荷爾蒙的褪黑激素，促進人體進入深度睡眠。接著在附近散步個10分鐘，還能夠解決運動不足問題。

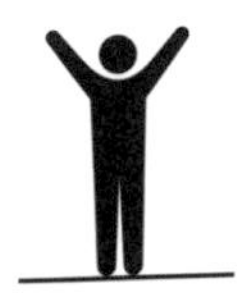

閒聊能提高工作效率，若整個職場充滿正向情緒，將能營造出更愉悅的工作環境。

每天放空10分鐘

我每天早上6點多進到辦公室後，都會讓自己放空個10分鐘左右。放空的重點在於讓眼睛、耳朵及頭腦充分休息。

人體擁有視覺及嗅覺等多種感應功能，同時會在不自覺情況下，接收來自外界的訊息並持續產生反應。

對總是非常在意周遭變化的人而言，**讓自己擁有與外界斷絕互動，完全「不用做任何反應」的時間更顯重要**。各位可以選擇在自己的房間、寧靜的咖啡店，或是其它能令人安心的地點，進行10分鐘的放空。

當各位倍感壓力時，我也非常推薦一定要試試「10分鐘什麼也不做」。人在面對必須交出結果，或是不容許失敗之際，緊張及焦慮情緒會不斷加深。這時放空個10分鐘，將能讓自己意識到「原來我現在這麼緊張」。若能藉此站在客觀角度審視自我，將可自然而然地理平內心的混亂，並讓自己集中精神在「該做的事」。即便最終結果失敗，總是還有其他辦法的樂觀態度反而能帶領你我跨越障礙。

大聯盟的鈴木一朗（Ichiro Suzuki）選手在站上打者位置時，會將持有球棒的手腕朝投手丘直直伸去，並抓抓右肩上的制服。職業橄欖球選手五郎丸步（Ayumu Goromaru）在踢球前，會做出將雙手手指豎起並合掌的姿勢。另外，據說網球的錦織圭（Kei Nishikori）選手在發球之前，一定會讓球僮幫忙拿毛巾。相信這些選手一定知道，**透過這些『習慣動作』，直率地面對自我的話，將能沉靜心靈**。

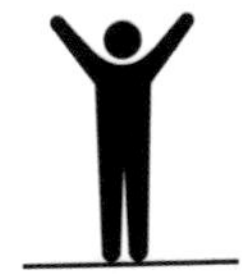

每天給自己10分鐘放空、不去想任何事的時刻。這也是客觀審視自我緊張情緒及壓力的時候。

習慣16

透過言語及意念淨化心靈

習慣16，同時也是最後一項習慣，是「淨化心靈」。
各位聽聞此習慣時，或許會疑惑所言為何。
除了身體上的變化會造成老化外，心理的變化也可能會帶來老化。
我們雖然無法透過外表觀察心中變化，
然而，當內心所背負的記憶愈趨沉重，
似乎也會讓人的姿勢開始出現蜷曲。
當過度執著過往，不僅會讓心靈失去自由，更會加速老化。
當痛苦記憶一再上演，甚至會讓心靈停滯。
若各位發現自己被已經發生、無法改變的過去禁錮時，
不妨停止這樣的思考模式。
此外，讓腦中浮現「愉快意念」，
甚至能改變腦中的既有記憶。

愉快意念能改變大腦

不知各位是否曾有過當長期處於壓力時，自己不僅記性變差、無法充分用言語表達所想之事，甚至難以從眾多選項中做出決定的經驗？

當壓力不斷慢性累積時，將會使腦中的海馬迴及前額葉出現萎縮。

舉例來說，痛苦記憶會不斷在腦中上演的PTSD（創傷後壓力症候群）患者經調查後發現，這些人腦中的海馬迴出現萎縮且體積持續變小（18）。

難道人真的必須一輩子受記憶所苦？

諾貝爾生理學、醫學獎得主，同時也是腦科學研究者的利根川進（Susumu Tonegawa）在2014年發表了一項驚人的研究結果。

經實驗發現，以光線操作掌控記憶的腦中海馬迴特定部位，**竟能把「不愉快的記憶」轉換成「愉快的記憶」（19）**。這雖然是以老鼠為對象的實驗，但卻顯示**出，即便腦中出現不愉快記憶，愉快的記憶還是能覆蓋於上，改變腦中本身的記**

憶。這項發現對於常會將不愉快之事累積，導致最後遺忘何謂愉悅的憂鬱症患者而言，更成了心理治療時的有力科學依據，相信能為今後的治療帶來突破。

透過類似上述的諸多研究，在最新的腦科學範疇不斷證明「**記憶能隨著當事人本身的意念而淨化**」。

讓負面記憶一再地於腦中上演或許也是種折磨自己的行為。與其折磨自己，何不對自己更仁慈些？

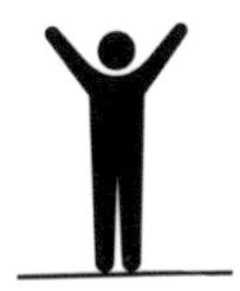

慢性壓力會導致腦中的海馬迴萎縮。
將愉快記憶覆蓋於痛苦記憶上，藉此改變記憶。

「討厭的傢伙」、「不愉快的事」都是錯覺？

不知各位是否曾聽聞釋迦牟尼所言的「天上天下，唯我獨尊」？

當我還是學生時，在禮堂看到了學長塗鴉寫下的這句話，便一直烙印在我心中。這句話多半會被站在以自我為中心的角度，解讀為「在這世界上最值得尊敬的，就是絕無僅有的自己」。但其實此話本意也帶有**「身為與生俱來任誰也無法隨意改變之人，所謂的自我這條生命本身就非常值得尊敬」**。每個人生於世上，**都是自己的主宰，決定著自己的命運**。這句話也讓我們了解到，所有事情的結果都取決於自己心中的想法。

釋迦牟尼另還留下了「因果報應」這句話。告訴我們，**世界上發生的事情沒有一件出於偶然，所有的事物背後一定存在原因，當緣分來了，就會產生結果。**

事情雖然有時會出現壞結果，但也是有好結果的時候。

相信任誰有過自身無法跳脫某個階段，一直遇到相同困難的經驗。會出現所謂的「討厭之人」，同時也就會有「認為其人討厭的自己」。在你無法跨越這個階段的前提下，你心中所認定的「討厭之人」就會不斷出現。

我也知道此般說法相當嚴肅，但只要想通了箇中道理，你就無法將事情的成敗與否歸咎他人。當各位充分了解到人是為了學習而來到這個世上的話，就能讓自己有覺悟地去面對各種困難。

無論是不注意健康，導致生病，或者因壓力感到痛苦不已，這都是我們自己所選擇的生活結果。那何不活用難得的經驗，將這些難題視為讓自己進入人生下一階段的機會呢？這樣的思維模式同樣能套用在抗老化之路上。

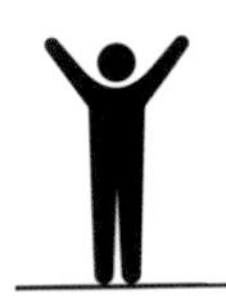

這世界所發生的事情結果背後一定都存在原因。身體不適是自己選擇的生活模式所衍生的結果，也只有自己能打破此模式。

Column

洗澡是最好的排毒法

在此向各位介紹能透過每天洗澡達到抗老化效果的方法。雖說泡澡能夠消除疲勞，帶來放鬆效果，但好處卻不僅於此。

泡澡另還擁有「排毒功效」，能將體內囤積的老化物質及有害物質隨汗水排出。若要達到排毒效果，建議各位加入含有鎂成分的入浴劑或沐浴鹽。如此一來將能提高泡澡時的出汗效果，出浴後身體也較不易發冷。

若在泡完澡後立刻於雙腳淋些冷水，透過肌膚傳遞的刺激會對控制壓力的「腎上腺」產生作用，讓人變得更能承受壓力。

然而，在泡完澡後可別忘了補充因汗水所流失的水分及礦物質。另可在超市等購買鹽滷，並添加些許入水中溶解飲用，藉以補充礦物質。

若能在就寢前悠閒地泡個澡，不僅能讓身體的深層體溫暫時性升高，當出浴後，體溫順利降低的同時，也較容易入睡。

CHAPTER

6

讓人回春的保健食品

光靠飲食不易攝取到完整的營養素

各位是否會認為，只要平常的飲食有特別注意健康，就能充分攝取到人體所需的維生素及礦物質量？

然而，從左頁的圖表便可看出，**蔬菜及水果中所含的營養素含量在這40年間出現急速減少的情況〈20〉**。在過去，種植蔬果的土壤由於未使用農藥或化學肥料，因此營養相當豐富。此外，以前的運輸並不如現代發達，因此蔬果往往會在收成後立刻食用。

反觀，近年除了農地的養分不斷流失外，在運輸過程中，蔬果原先存在的維生素及礦物質量也變得容易流失。

另一方面，**糖分攝取過量及壓力等因素也讓現代人持續消耗體內的維生素及礦物質**。在這樣的情況下，即便再怎麼努力攝取蔬果，仍難以確保體內所需的營養素量。

蔬果中的礦物質含量持續減少

倫敦大學分別調查了1940年及1991年27種蔬菜與17種水果所含的礦物質量。若將1940年的結果視為100%，可看出所有的礦物質含量皆呈現衰退。

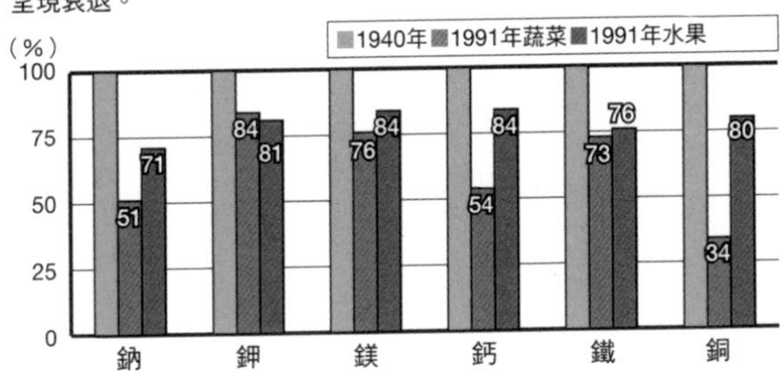

當我們在面對維生素及礦物質攝取不足時，想要同時維持健康，並產生抗老化效果，就必須充分掌握所需的營養素，並透過保健食品補充應有份量。

此外，前述內容中也有提到，我們每天都在不知覺的情況下接觸有害金屬（96頁），而礦物質有助於將體內累積的有害金屬排出，接著就讓我們來一一列出有助抗老化的保健食品。

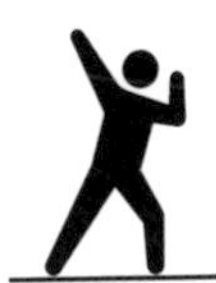

就算拼命地攝取蔬果，還是無法滿足人體所需的營養素量。

讓我們透過保健食品補充不足的營養素吧！

如何選擇可靠的保健食品

保健食品能夠為我們補充光靠一般飲食生活所攝取不足的營養素。在日本，保健食品不屬於藥物，而是被歸類於「食品」進行販售。

保健食品的形狀有錠劑、膠囊、粉末、液體等，與一般的食品形狀有所差異。

一般人多半會將保健食品的維生素及指示用藥的維生素混淆，指示用藥的維生素屬於藥物，根據藥事法規定，需經厚生勞働省檢驗，才能標示出該藥物具備的療效及功用。雖然指示用藥的維生素帶有療效，但同時也可能產生副作用，因此基本上需透過醫師開立處方箋或在藥局才能購得。

保健食品自2000年左右起全面普及，現在甚至在便利商店就可購得。然而，由於保健食品不屬於藥物，因此只要是存在於其中的成分，即便含量相當稀少也能夠標示於產品說明中，導致市面上流通的保健食品品質參差不齊。

即便是保健食品，若製造業者為求充分發揮效果，也是需要投入相當成本，售價也會隨之增加。話雖如此，我們仍無法斷言「高價品的品質一定就是好的」。

至於該如何判斷保健食品是否能安心服用，**建議各位選購營養治療或抗增齡醫學診所的專科醫師所推薦的產品，有了專業人士的保證，在服用時也能相對安心**。此外，長賣熱銷商品多半是消費者在實際使用後，對商品效果滿意才會選擇回購，因此建議讀者們也可盡量挑選這類產品。

但無論如何，都請各位不要只聽聞評價後，心想非常划算便大量購入囤貨。保健食品是要吃下肚的東西，因此新鮮與否相當重要。透過親身服用，實際感受到「效果」後，再追加購買也不遲。建議一次購買約2～3個月便可服用完畢的份量。

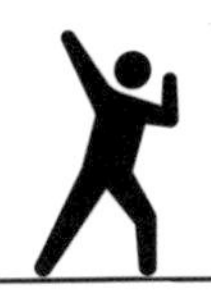

經專科醫師認可的保健食品較讓人安心。

保健食品是吃下肚的東西。新鮮度絕對重要！

首先，試著服用同一保健食品2週

當我們感到身體不適，許多時候我們都會上醫院求診，並即刻服用醫師開立的藥物。然而，若是因生活習慣或營養素失調所造成的慢性不適，建議各位可依序執行下述三個步驟：

步驟一●首先重新審視飲食習慣

步驟二●服用保健食品，調整身體狀況

步驟三●服用後若無改善，改接受專科醫師的診斷治療

我認為，如此一來不單是對症治療，更可解決問題根本。

針對改善飲食習慣部分，敬請讀者們務必嘗試本書前述的「體會空腹感」、「嘗試減少糖分攝取量」、「更換使用油品」等習慣。

此外，若要服用保健食品，建議各位至少設定2週的攝取期間。

要讓攝取的成分被身體吸收，重組後透過細胞發揮功效，並讓自身感受到其中效果至少需要2週的時間。

若各位想判斷保健食品是否具效果，建議可觀察：

●肩膀僵硬及心浮氣躁等較明顯的不是症狀是否有改變
●睡眠品質是否改善
●是否容易疲累
●排便情況是否改善

並可透過筆記，留下紀錄的方式，將會更容易掌握整體狀況。

聽聞許多服用保健食品的患者皆表示，「若是自己真正需要的東西，就會自然而然地持續攝取」。反觀，當發現自己並沒有非常積極服用時，建議各位可先暫停一段時間。若事後因此感到不適，那再開始服用即可。

持續服用2週才能看出成效。
偶爾「停止服用保健食品」，以觀察身體變化。

基本攝取項目為綜合維生素&礦物質

保健食品可分為多種營養素合而為一的綜合型，以及維生素或礦物質單獨存在的單一型兩種類型。

最為人所知的綜合型保健食品為「綜合維生素&礦物質」，該款綜合保健食品更是富含人體所需的「基本」營養成分。

要讓構成人體的60兆個細胞能夠發揮各自功效，就必須提供能量。食物中所含的葡萄糖在與氧氣作用燃燒後，便能形成能量。

這些能量存在於細胞中，「粒線體」這個能量工廠裡的ATP物質內，一旦ATP無法順利形成，就會讓人出現沉重、容易疲倦、手腳冰冷等症狀。

若要讓ATP能夠確實產出，除了不可缺少氧氣、葡萄糖等形成能量的物質外，更需藉助維生素及礦物質的力量，以「輔酶（Coenzyme）」形式將這些物質轉換為能量。其中，一旦缺乏維生素B群及鐵質，就會引起能量不足。

綜合維生素＆礦物質如同其名，除了含有多種的維生素及礦物質，成分搭配上也恰到好處，能為我們補充平常飲食所不足或消耗掉的營養素。

均衡補充維生素及礦物質不僅能常保活力、加強代謝、形成不易胖體質外，更可讓攝取者實際感受到提高免疫力、抑制細胞老化、不易感到疲倦等效果。

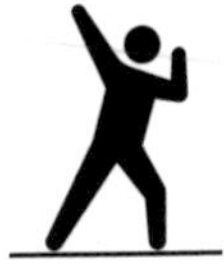

以「綜合維生素＆礦物質」為體質打底。補充各類營養素，便能從多個層面強化身體表現。

有皺紋、斑點、提不起勁等問題者，要確認「鐵」的攝取量是否充足

據說女性在每個月的生理期過後，都會流失30mg的鐵質。因此對尚未停經的女性而言，**鐵質可是必須每天確實補充的礦物質**。此外，除了生理期間，全身上下每天也都會需要消耗鐵質。

若鐵質不足，將會使得全身細胞能量來源的「ATP」無法充分形成（64頁）。因此一旦鐵含量不足，**身體也會缺乏能量，導致體溫無法維持、手腳冰冷。這時不僅會感覺疲憊及沉重，也相當容易產生偏頭痛。**

再者，鐵質也與膠原蛋白組成有相關聯。當鐵含量不足，就會讓皺紋增加、髮質粗糙，甚至指甲脆弱。鐵質也會影響能夠消除斑點的「過氧化氫酶（Catalase）」酵素運作，因此鐵質一旦不足，將會使得斑點增加、瘀血不易消失。

或許有讀者認為，只要充分攝取菠菜、羊栖菜、黑棗就無需擔心鐵質不足。但很可惜地，植物性「非血基質鐵」的人體吸收率未達5％，肝類及紅肉等動物性蛋白質中所含的「血基質鐵」吸收率反而還有10～30％，明顯高出許多。

建議各位前往醫院進行血液檢查，確認自己是否存在鐵質不足問題。一般而言，我們會進行「血紅素檢查」，確認血液中紅血球的血紅素含量，以判斷是否有鐵質不足或貧血問題，女性的血紅素正常值為12～16 g／dl。即便**血紅素檢查結果正常，有時還是可能會出現體內鐵質不足的情況**。若想真正掌握體內鐵質不足所代表的意義，就必須檢測位於肌肉及肝臟等，儲存有鐵質的部位中，顯示『儲鐵量』的鐵蛋白值（Ferritin）。以本院的基準來看，只要鐵蛋白值低於40 ng／ml，就代表可能鐵質不足。

建議攝取量10～15mg／天

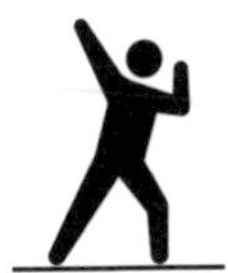

鐵質攝取量不足時，全身就會缺乏能量及潤澤度。當感覺提不起勁、偏頭痛、肌膚出現皺紋或斑點時，就要為自己補充鐵質。

常感冒時，記得補充「鋅」

當各位處於疲憊狀態，感覺像是快要感冒，或是最近經常感冒，就必須借助鋅的力量。**體內與鋅相關的代謝酵素多達２００種以上，無論是組成ＤＮＡ或蛋白質、視力或聽力、分泌性荷爾蒙、控制免疫力、代謝糖分等，鋅可說與全身的各種機能息息相關。**

當細胞出現分裂時，ＤＮＡ也會開始複製，而啟動複製開關的就是鋅。此外，鋅同時也是形成體內抗氧化酵素「ＳＯＤ」的成分，這類酵素能夠抑制活性含氧物對細胞的傷害。仔細想想，鋅明明是金屬物質，卻能阻止體內生鏽，其中的機制還可真讓人興味盎然。

鋅含量不足時，免疫力就會下降，不僅容易罹患感冒等傳染病，更會使得傷口不易痊癒、黏膜變薄。當各位出現喉嚨黏膜破損，感覺就快感冒時，請立刻補充鋅元素。

另一方面，用來代謝酒精的酵素也需使用到鋅，因此經常飲酒之人的體內鋅含量相對容易不足，對此要特別留意。

我們可以透過肝功能檢驗項目中，一種名為ALP（Alkaline phosphatase；鹼性磷酸酶）的酵素濃度來掌握體內鋅含量是否充足。一般而言，ALP的理想數值為200（IU／ℓ），若低於150就屬鋅含量不足。

也請各位記住一點，**當人體鋅含量不足，就容易受到有害金屬的影響**。鋅、鎘與汞同屬元素週期表中的12族，由於元素性質相似，當食物中的鋅含量稀少，鎘及汞含量較多時，這些有害金屬就容易取代鋅，被吸收入體內。因此每天充分攝取鋅就更顯重要。含有大量鋅元素的代表食物為牡蠣，另外我們也可從日常生活中常見的蛋黃、帕瑪森起司、小魚乾、可可或松子取得鋅元素。

建議攝取量15～30mg／天

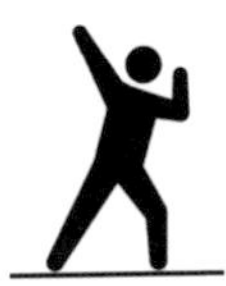

若覺得常感冒，就必須補充鋅。

鋅元素不僅擁有強大的抗氧化力，更可排出有害金屬。

藉由「硒」的排毒及抗氧化力量預防老化

若各位身心承受壓力，憂心老化，或者因經常攝取魚類，在意有害金屬會囤積體內時，就來補充「硒」元素吧。硒除了擁有強大的抗氧化力外，更是能夠促進有害金屬排出體外的礦物質。

土壤中所含的硒元素會被穀物及蔬菜等食物吸收，我們透過攝取這些食物，也能將硒帶入體內。當土壤中的硒含量越高，居住於該地區居民體內的硒含量就會增加。順帶一提，土壤中硒含量較低的區域為歐洲、美國、紐西蘭及部分中國地區。反觀，硒含量較高的區域為日本、泰國、台灣、菲律賓等地區。

１９７０～80年代，各界相當關注體內硒含量與罹癌率之間的關係。甚至有研究報告指出，「**土壤中硒含量越低，罹患癌症的機率就越高**」、「**血液中硒濃度較低區域的女性乳癌致死率較高**」。不僅如此，在１９３５年左右，土壤中硒含量較少的中國東北地區更因爆發了心臟內部損傷所造成的心肌患疾——「克山病

（Keshan Disease）」而引發話題。

硒同樣是一種名為「麩胱甘肽過氧化酵素（Glutathione Peroxidase）」強力抗氧化物的主要成分，因此硒也被認為與降低罹癌率降低有所相關。當抗氧化作用越強，就表示身體越有能力抵禦來自活性含氧物的傷害，這也使得硒被認定是抗老化之路上相當重要的礦物質。

硒除了具備抗氧化作用外，**同時能提高免疫力及排毒力，對於將有害金屬「排出」更是相當重要**。然而，有報告指出，若皮膚所含的硒含量過少，就會增加汞的囤積量。含有大量硒元素的食物為鰹魚、鰻魚等魚類。

建議攝取量50～80μg／天

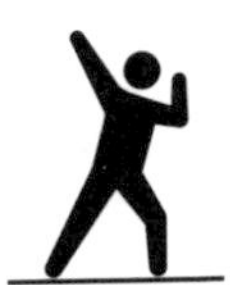

硒擁有強大的抗氧化力，
不僅能提高免疫力，更可將有害金屬排出體外。

凌晨時若會腳抽筋，建議補充「鎂」

「鎂」被認定是當人承受壓力時，最容易流失的礦物質。無論是覺得壓力很大，還是凌晨容易腳抽筋，我都會建議有上述情況的讀者嘗試服用鎂元素。

肌肉需要透過鈣起作用才能產生收縮，而若要讓收縮的肌肉鬆弛，就必須依賴鎂元素。當細胞外的大量鈣元素與細胞內的鎂元素呈現1比1的存在時，兩者能在平衡狀態下相互抗衡作用，因此鈣與鎂又被稱為『搭檔礦物質』。

成人體內擁有約30g的鎂元素，其中60％位於骨骼、27％則存在於肌肉。流動於血液中的鎂元素雖然不及整體的1％，但卻與300種酵素的反應有相關，可說影響甚鉅。

其中，鎂最重要的功能便是協助製造ATP的酵素運作，以獲得細胞能量。一旦鎂含量不足，除了會出現慢性疲勞，肌肉容易痙攣外，血管壁更會過度收縮，甚至引發高血壓或狹心症。糖尿病患者由於會透過尿液將糖分排出，在滲透壓的影響下，會排出大量的鎂，增加鎂含量不足的風險。

此外，**當消化道細胞出現鎂含量不足的情況，就容易讓腸道蠕動變差，引起便祕**。改善便祕的藥物中會含有氧化鎂，就是利用鎂本身具備的「鬆弛」功效。由於鎂存在於葉綠素中，因此除了攝取綠色葉菜類外，也可從石蓴、青海苔、裙帶菜等海藻類補充鎂。另一方面，堅果類、巧克力（由於內含砂糖，需避免攝取過量）及咖啡也都含有鎂元素。

建議攝取量290mg／天

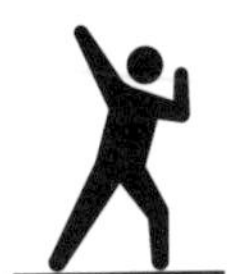

肌肉會出現抽筋是因為鬆弛肌肉的鎂含量不足。攝取綠色葉菜、海藻及堅果類將能補充鎂元素。

工作越勞累者，越容易消耗的「維生素C」

我們在面對壓力時，維生素C是體內最努力發揮功效的營養素。也因此，人在承受壓力之際，便會消耗掉維生素C。

當各位感到疲累時，想必都曾將手撐在腰際，讓身體整個向後彎曲。這時手掌放置的位置正好是腎臟所在，在腎臟上方則有著名為「腎上腺」的迷你臟器。人在承受壓力時，腎上腺會分泌出腎上腺素及正腎上腺素的興奮類型荷爾蒙，而在這些荷爾蒙的形成過程中，維生素C即扮演相當重要的角色。過勞、疲憊所引起蕁麻疹、支氣管性氣喘症狀也被認為是受維生素C不足影響。另一方面，由於眼角膜及水晶體內也富含維生素C，對大量使用眼睛的人而言，更是要確實補充維生素C。維生素C除了能夠對抗壓力外，還能消除活性含氧物、活化肝臟解毒酵素、促進鐵質等礦物質吸收、提升免疫力，可說功效良多。

人類除外的許多動物都能於體內自行製造維生素C，但由於靈長類不具備能製造維生素C的酵素，因此必須定期從食物中補充維生素C。和人類同為靈長類的大猩猩會食用大量樹葉，據說將大猩猩攝取樹葉所含的維生素C總量以體重換算，約莫相當於成人人類一天5g（5000mg）的攝取量。

人體在形成膠原纖維（Collagenous Fiber）時，不可缺少維生素C，因此若想保持肌膚彈力，**除了補充維生素C外，也可同時攝取魚凍、魚皮、雞翅等富含膠原蛋白的食物**。

當感到疲憊無比時，建議可在就寢前服用2～3g的保健食品，如此一來，隔天起床時將會變得神采奕奕，思緒也能更加清晰。

建議攝取量100mg／天

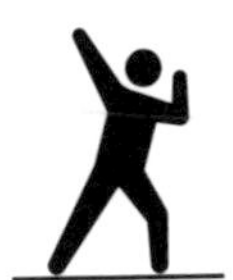

維生素C大量存在於腎上腺及眼睛，一旦過勞就會隨之消耗。當感到疲累時，可於就寢前補充較多的維生素C，讓隔天一早變得舒暢愉快。

能夠預防過敏或病毒感染的「維生素D」

對於深受異位性皮膚炎等過敏症狀所苦，或是希望強健骨骼的讀者們，我極力推薦「維生素D」。

維生素D是在照射到紫外線時，就會於肌膚形成的營養素。雖然鮭魚、鯖魚、秋刀魚等青魚體內含有豐富且功效良多的維生素D3，但現代人對於這些魚類的攝取量卻明顯不足。特別是大多數的女性都會避免照射到紫外線，使自己長期處於缺乏維生素D的狀態。

維生素D可以幫助腸道吸收鈣質，發揮造骨功能。正因如此，維生素D可是孩童成長階段相當需要的維生素。當嬰幼兒出現維生素D不足時，不僅會使免疫力降低，甚至容易罹患異位性皮膚炎。日本國內更有研究報告指出，**若讓幼兒補充維生素D保健食品，將有助降低流行性感冒的感染率。**

我們從以前就常常會說，夏天在海邊曬黑的話，冬天就不會感冒，如此說來，這樣的形容可是有科學根據。若想要體內生成足夠的維生素D，建議各位適量地曬曬太陽。

另一方面，維生素D近期研究中最受到關注的，就屬能夠抑制各種癌症發生的發現。由於維生素D具備調節免疫力的功效，因此有報告指出，**當血液中的維生素D濃度越低，罹患大腸癌及乳癌的機率就會增加。大多數的成人異位性皮膚炎症狀能夠透過投用維生素D獲得緩解**，也被認為是因為維生素D讓免疫系統回歸正常。

維生素D更被認為能夠預防憂鬱症。此外，有規劃要懷孕生產的女性更必須知道一點，那就是當母體維生素D濃度過低，出生的嬰兒就相對容易罹患各種疾病。

建議攝取量1000～5000IU（25～120μg）／1日

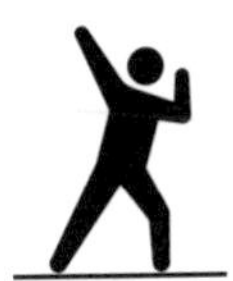

維生素D能夠預防異位性皮膚炎及流行性感冒。
同時還能調節免疫系統，降低大腸癌及乳癌的罹病率

改善腸道環境的「益生菌」

對讀者們而言，腸道是怎樣的存在？

若在各位的認知裡，腸道不過就是將體內廢物排出的臟器，那麼我希望各位重新定義腸道的重要性。我們將食物吃下肚後，一旦經腸道吸收，就會開始出現效果。**無論是在攝取營養素，或是將有害物質排出體外，「如何讓腸道維持在良好狀態」就顯得相當重要。**

在腸道內有非常多的腸內菌覆蓋棲息在腸道內壁上，數量約500種以上，總數更預估超過100兆個，腸內菌的重量甚至達1～1.5公斤以上。此外，能**夠穩定情緒的血清素除了來自腦部外，腸道也能製造血清素，據說體內8成的血清素皆集中於腸道。**若各位因腹瀉、便秘等排便不順問題，造成心情鬱悶，不妨試著改善腸道環境。

想要讓腸道環境變好，就必須增加腸道內的好菌數量。但若因過度偏向攝取肉類的飲食習慣、壓力或抗生素等導致壞菌表現較為強勢，將會使腸道環境變差。此外，年紀增加也會讓腸道內的好菌數逐漸減少。

各位若想改善腸道環境，建議可攝取乳酸菌中，相當具代表性，且效果較為顯著的活體微生物—益生菌。除了可**積極食用優格、漬物、味噌等發酵食品**外，市面上也有販售不會被胃酸分解的保健食品。

另一方面，我也建議讀者們積極補充能夠形成好菌的寡糖，以及存在大量好菌的膳食纖維。在攝取蔬菜、豆類、水果的同時，更推薦各位於米飯中添加擁有豐富膳食纖維的大麥。此外，洋車前子殼（洋車前子的種皮；Psyllium Husk）屬水溶性膳食纖維，不僅被用來治療過敏性腸道症候群，經研究更發現有助提高癌症治療時的免疫力。

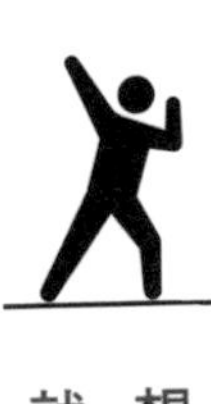

想要順利吸收營養素、排出有害物質，就必須擁有健康的腸道環境。讓我們努力增加腸道中的好菌！

想要有精神，以及有運動習慣者會需要抗氧化的保健食品

感覺好疲累、沉重、到處疼痛、口渴、手腳冰冷、消化不佳、食量明明一樣卻變胖……。這些不適症狀都可以判斷是因「能量不足」所引起。

當人出現能量不足時，就表示細胞內「粒線體」這個能量工廠的運作出現衰退，會衰退則與活性含氧物有關。

活性含氧物其實是處於不穩定狀態的氧氣，當產生的活性含氧物含量過多，就會加速老化，甚至引發疾病。一旦活性含氧物將細胞氧化，細胞就會「生鏽」，進而讓粒線體的運作衰退，造成能量不足。此外，糖分攝取過多者的粒線體更會因此機能衰退，讓人變得容易疲倦。

時常感覺有壓力者、常吃即食食品者、蔬果攝取不足者、經常飲酒者，這類型的人體內相對容易形成活性含氧物。另一方面，有在進行激烈運動者的體內也較

易增加活性含氧物。建議各位在進入體內抗氧化物開始減少的40歲起，養成服用抗氧化保健食品的習慣。

抗氧化物的代表元素有維生素C、維生素A、β—胡蘿蔔素、維生素E等。輔酵素Q10（Coenzyme Q10）、α—硫辛酸（Alpha-Lipoic Acid）、肉鹼（卡尼丁、L-carnitine）則是粒線體的營養來源，能夠促進能量產出。此外，咖啡中的綠原酸（Chlorogenic Acid）、大豆的異黃酮（Isoflavones）、藍莓的花青素（Anthocyanin）以及葡萄的白藜蘆醇（Resveratrol）等都是為了抵禦紫外線所帶來的氧化壓力而形成的多酚（Polyphenol）元素。讀者們也能透過每天攝取各種顏色的蔬果來補充這些營養素。

補充抗氧化物不僅能預防身體發炎，還能避免基因受到損傷，以長遠的角度來看，對預防癌症也存在效果。

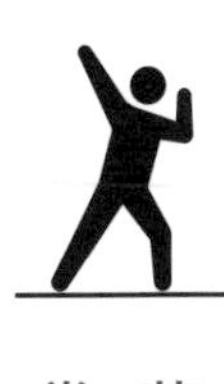

若覺得自己有易累、易胖的情況，就補充個「抗氧化保健食品」吧！當產生的能量增加時，就能感受到「元氣」。

常動腦者要補充維生素B群

建議喜歡甜食者、工作需要常常動腦筋者、常感覺疲勞者要加強攝取維生素B群。

維生素B群是糖分、脂質、蛋白質轉換為能量時不可缺少的營養素。一旦維生素B群不足，就不易產生能量，導致疲勞無法消除。市面上除了有強調能夠恢復疲勞及提升活力的能量飲品外，更有解決肌膚粗糙、青春痘、口內炎的維生素指示用藥，因此對女性而言，維生素B群或許是最熟悉的營養素。

其中，要特別提到糖分轉換為能量時必須的維生素B1。糙米中雖然含有維生素B1，但精製成白米後，維生素B1可說所剩無幾。

另一方面，維生素B2能分解脂肪，形成能量。維生素B6則能將蛋白質分解，在形成肌肉時相當關鍵。

維生素B群對腦部及神經運作也非常重要。人體需藉助維生素B1的力量，才能將大腦運作能量來源的糖分分解。此外，在訊息從大腦傳遞至神經的過程中，B群除了能夠讓神經正常運作外，還能修復損傷的神經，以及幫助資訊傳遞物質結合等，可說功效良多。這時也要請各位理解，**在用力動完腦筋後，維生素B群會呈現不足**。對身邊沒有像巧克力這類甜食就無法集中精神的人而言，在代謝糖分的同時也會消耗掉維生素B群，這時就有可能出現慢性B群不足的情況。當感到疲累、沉重，肌膚粗糙或出現口內炎時，不妨藉由補充B群來讓身體順利恢復正常狀態。維生素B群中的各個元素扮演著不同角色，透過元素間相互協助的方式發揮效果。在購買保健食品時，建議讀者們可挑選含有各種維生素B的「綜合維生素B群」。

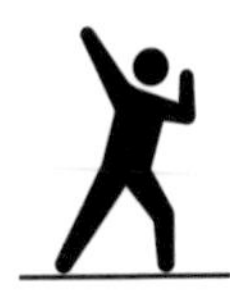

分解甜食及動腦筋時會消耗維生素B。

當工作時會想吃甜食，很有可能是慢性B群不足所造成！

滿尾正的保健食品清單

我平日服用有7～8種的保健食品。

一般而言，我只推薦患者自己使用過後認為有效的產品，因此會經常性的嘗試各種保健食品作為參考。

在此向各位介紹我目前服用的保健食品。

「綜合維生素&礦物質」11種維生素及7種礦物質。

「蚓激酶（Lumbrokinase）」含有蚯蚓體內的血栓溶解酵素、維生素B6、B12及葉酸。

「Apolactoferrin」具備整腸功效。

「維生素C」抗氧化功效。

「維生素D」提升免疫力、預防動脈硬化、強化骨骼健康、預防憂鬱、提高認

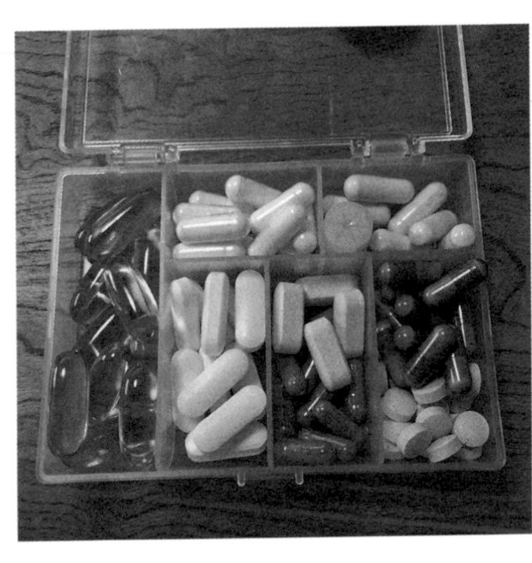

嚴選7、8種保健食品。若攜帶全部的瓶瓶罐罐會太佔空間，因此我將這些保健食品分裝入藥盒中，隨時放置於辦公室。

知機能。

「消化酵素」（商品名稱為酵母plus）幫助消化吸收及整頓腸道環境。

「魚油（DHA、EPA）」有助血管及腦部抗老化。

這些是我依照生活習慣及身體狀態，根據營養學知識所選出，認為自己需要的保健食品。透過保健食品調養體質後，我目前的身心狀態都相當正常，每天的生活更是愉快。

[12] Science. 2013 Oct 18;342(6156):373-7.
「Sleep drives metabolite clearance from the adult brain.」

[13] J Pharmacol Sci. 2012;118(2):145-8.
「New therapeutic strategy for amino acid medicine: glycine improves the quality of sleep.」

[14] Can J Public Health. 2015 Apr 30;106(5):e277-82.
「Are sleep duration and sleep quality associated with diet quality, physical activity, and body weight status?」

[15] Proc Natl Acad Sci U S A. 2013 Mar 19;110(12)E1132-41.
「Effects of insufficient sleep on circadian rhythmicity and expression amplitude of the human blood transcriptome.」

[16] Neuropsychopharmacology. 2012 Jan;37(1):137-62.
「Psychoneuroimmunology meets neuropsychopharmacology: translational implications of the impact of inflammation on behavior.」

[17] Br J Nutr. 2015 Sep 24:1-7.
「Associations between the use of social networking sites and unhealthy eating behaviors and excess body weight in adolescents.」

[18] Prog Neuropsychopharmacol Biol Psychiatry. 2010 Oct 1;34(7):1181-8.
「Hippocampal volume deficits associated with exposure to psychological trauma and posttraumatic stress disorder in adults: a meta-analysis.」

[19] Nature. 2015 Jun 18;522(7556):335-9
「Activating positive memory engrams suppresses depression-like behaviour.」

[20] Nutrition and Health. 2003;17:85-115.
「A study on the mineral depletion of the foods available to us as a nation over the period 1940 to 1991.」

引用文獻

[1] Int J Cancer. 2015 Feb 15;136(4):E197-202.
「Effects of the exercise-inducible myokine irisin on malignant and malignant and non-malignant breast epithelial cell behavior in vitro.」

[2] Intern Med. 2014;53:13-9.
「A non-calorie-restricted low-carbohydrate diet is effective as an alternative therapy for patients with type 2 diabetes.」

[3] N Engl J Med. 2007;357:266-81.
「Vitamin D deficiency.」

[4] PLoS One. 2013 Oct 14;8(10):e78100.
「Vitamin B12 and progression of white matter lesions.」

[5] Scand J Clin Lab Invest. 1982;42 (suppl 161):7-13.
「A hypothesis on the development of acute myocardial infarction in Greenlanders.」

[6] J Intern Med Suppl. 1989;731:233-6
「Effect of n-3 fatty acid supplement to patients with atopic dermatitis.」

[7] Sci Rep. 2014 Oct 21;4:6697.
「Higher omega-3 index is associated with increased insulin sensitivity and more favourable metabolic profile in middle-aged overweight men.」

[8] Gastroenterology. 2013 Jun;144(7):1394-401, 1401.e1-4.
「Consumption of fermented milk product with probiotic modulates brain activity.」

[9] Ann J Clin Nutr. 2012;96(6):1419-28.
「Consumption of artificial sweetener- and sugar-containing soda and risk of lymphoma and leukemia in men and women.」

[10] Cell Metab. 2014 Feb 4;19(2):302-9.
「Irisin and FGF21 are cold-induced endocrine activators of brown fat function in humans.」

[11] JAMA. 2003 Apr 9;289(14):1785-91.
「Television watching and other sedentary behaviors in relation to risk of obesity and type 2 diabetes mellitus in women.」

結尾

感謝各位閱讀完本書。

我相信讀者們一定都希望能健康長壽。

但人類卻總希望能吃愛吃的東西、享受愉快的生活。

這也讓我們必須站在客觀角度，審視每天的選擇與行動究竟是對自己好、還是壞。

維持健康所需的習慣並不像上刀山、下油鍋那般困難，偶爾的嘴饞或放縱都還可以接受。但在享受完的同時，要能讓自己回歸正常模式。

如同本書所介紹，「心境」、「飲食及營養」、「運動」、「睡眠」是維持健康最重要的四大支柱。

然而在既複雜、又多元的現代社會中，要讓這四大支柱處於平衡狀態其實並不容易。

隨著科技的進步，我們能夠輕易得到過去未曾接觸過的大量資訊，卻也可能讓自己忽略飲食生活或只吃愛吃的東西。

無論是資訊或食物，若不靠自己堅定的意念做選擇，那麼兩者都會對健康造成危害。也期待本書在各位維持健康之路上能帶來幫助。

滿尾　正

TITLE

STOP！停止讓自己衰老的壞習慣

STAFF

出版　三悅文化圖書事業有限公司
作者　滿尾 正
譯者　蔡婷朱

總編輯　郭湘齡
文字編輯　黃美玉　徐承義　蔣詩綺
美術編輯　陳靜治
排版　靜思個人工作室
製版　明宏彩色照相製版股份有限公司
印刷　桂林彩色印刷股份有限公司
紘億彩色印刷有限公司

法律顧問　經兆國際法律事務所　黃沛聲律師

戶名　瑞昇文化事業股份有限公司
劃撥帳號　19598343
地址　新北市中和區景平路464巷2弄1-4號
電話　(02)2945-3191
傳真　(02)2945-3190
網址　www.rising-books.com.tw
Mail　deepblue@rising-books.com.tw

本版日期　2018年5月
定價　280元

ORIGINAL JAPANESE EDITION STAFF

装丁　轡田昭彦+坪井朋子
DTP　伊大知桂子（主婦の友社）
校正　藤田玲子
イラスト　日の友太
編集協力　柳本 操
編集担当　木村直子
編集デスク　子安啓美（主婦の友社）

國家圖書館出版品預行編目資料

STOP！停止讓自己衰老的壞習慣 /
滿尾正作 ; 蔡婷朱譯. -- 初版. -- 新北市 :
三悅文化圖書, 2017.10
192面 ;14.8x21公分
ISBN 978-986-94885-9-4(平裝)

1.健康法 2.老化

411.1　6016130